Iris Schürmann-Mock

Mahlzeit, Kinder!

Ernährungstipps für
eilige Eltern

Mit Illustrationen von
Wolf Erlbruch

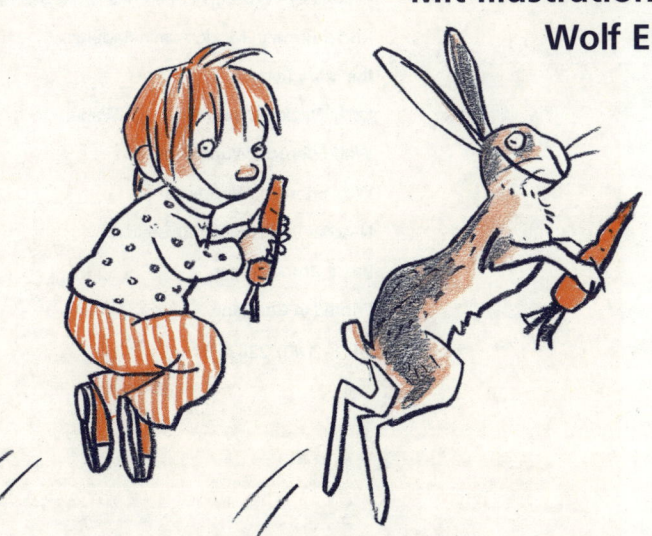

BELTZ
Taschenbuch

IMPRESSUM

Herausgeber:	**Beltz Taschenbuch 858** **2003 Beltz Verlag · Weinheim, Basel, Berlin** **www.beltz.de**

Titel der Originalausgabe:	Mahlzeit, Kinder! © 2003 by Verbraucher-Zentrale NRW, Düsseldorf
Text:	Iris Schürmann-Mock, Armin Radünz
Lektorat:	Ilse Mara Berzins
Ko-Redaktion:	Uschi Plitzko, Ursula Tenberge-Weber
Umschlagabbildungen:	Wolf Erlbruch, Wuppertal
Illustrationen:	Wolf Erlbruch, Wuppertal
Gestaltung:	Näscher und Näscher, Düsseldorf
Druck:	Basse Druck, Hagen
	Printed in Germany
	ISBN: 3 407 22871 6

INHALT

Vorwort

Schriften zum Thema gesunde Kinderernährung gibt es
wie Sand am Meer. Ratlose Eltern auch. Und Kinder mit
Ernährungsmängeln ebenfalls. Das mag zum Teil daran liegen,
dass es nur wenige gute, verständliche Bücher gibt. Häufiger jedoch rührt dieses Mißverhältnis daher, dass die Ratgeber viel mit
Ernährung, aber nur wenig mit dem Alltag zu tun haben.
Vor allem nicht mit dem Alltag von Eltern, die wenig Zeit haben,
weil sie zum Beispiel berufstätig und allein erziehend sind. Ihre
Zahl steigt ständig. Auch in den Terminkalendern von kinder-
reichen Familien oder Familien mit besonderen Belastungen haben
ausgedehnte Fahrten zu entlegenen Bio-Bauernhöfen meist keinen Platz. Gerichte, die stundenlang vorbereitet werden
müssen, stehen nicht auf dem Speiseplan. Statt dessen ist Hektik
angesagt: Morgens beim gemeinsamen Aufbruch
von zu Hause, abends
beim Essenkochen
nach einem
langen Arbeits-
tag. Und
zwischendurch,
um rechtzeitig da
zu sein, bevor
der Hort, die
Krippe, die
Kindertages-
stätte schließen.

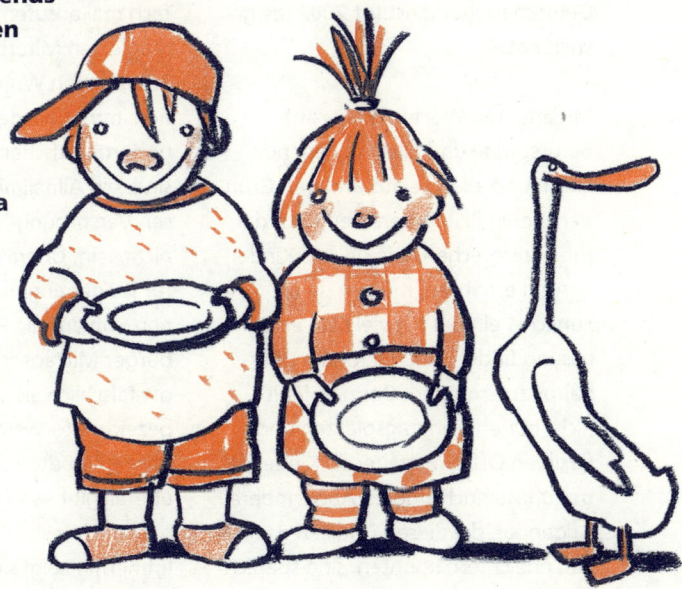

Dabei dürfen sich die Eltern glücklich schätzen, die überhaupt einen Platz in einer solchen Einrichtung bekommen. Zwar haben die Drei- bis Sechsjährigen inzwischen immerhin einen Rechtsanspruch auf einen Kindergartenplatz. Satt werden sie davon jedoch nicht. Viele dieser Einrichtungen schließen mittags genau zu der Zeit, wenn die Kinder den größten Hunger haben. Ganz mager sieht das Angebot für Säuglinge, Kleinkinder und kleine Schulkinder aus. Während beispielsweise die Betreuungsquote in der Kindertagespflege für unter Dreijährige in Frankreich bei ca. 27 % liegt, können bei uns nur etwa 5 % entsprechend versorgt werden, wie das Deutsche Jugendinstitut 2002 festgestellt hat.

Mit anderen Worten: Bevor sich berufstätige und allein erziehende Eltern und alle, die aus anderen Gründen wenig Zeit haben, den Kopf darüber zerbrechen, wie sie ihre Kinder gesund ernähren, müssen sie oft zunächst einmal mit viel Elan eine Lösung finden, um die Kinder überhaupt zu ernähren. Denn es fehlt nicht nur an Ganztagsplätzen und flexiblen Öffnungszeiten in Kinderbetreuungseinrichtungen. Auch andere Angebote, die diesen Familien das Leben erleichtern könnten, sind spärlich gesät. Während zum Beispiel im Be-

reich der Altenhilfe ein solides Netz vorhanden ist, um durch Bringdienste – bekannt als „Essen auf Rädern"– alte Menschen mit Essen zu versorgen, haben wir keinen einzigen familiengerechten Service dieser Art gefunden. Dafür aber jede Menge Unverständnis und Unkenntnis der Verhältnisse: „Ja, nur weil die mittags nicht kochen wollen", müsse sich ja nicht gleich die Kommune darum kümmern, hieß es auf entsprechende Nachfragen.

Hilfsangebote und Verständnis waren dagegen an der Basis zu finden. „Eigentlich beliefern wir ja nur alte Leute. Aber eine allein erziehende Mutter, die Hilfe braucht? Sie soll einfach mal anrufen!" So und ähnlich reagierten Mitarbeiterinnen und Mitarbeiter von Wohlfahrtsorganisationen immer wieder. So erfreulich die unbürokratischen Angebote auch sind, ein Allheilmittel gegen die grossen Versorgungslücken können sie nicht sein. Überall, wo Mittagessen für Kinder angeboten wird, gibt es einen Run auf die Plätze. Beim „Hamburger Mittagstisch" – in der Presse oft fälschlich als „Armenspeisung" bezeichnet – werden 1.800 Kinder im ganzen Stadtgebiet versorgt. Fast überall gibt es Wartelisten.

Immerhin zeigt sich ein Hoffnungsschimmer. Die Bundesregierung hat die Dringlichkeit des Themas erkannt und will ab dem Jahr 2004 den Kommunen jährlich 1,5 Milliarden € für den Ausbau der Kinderbetreuung zur Verfügung stellen. Allerdings sollen diese das Geld durch die Umsetzung des Hartz-Konzeptes zur Verbesserung der Arbeitsvermittlung vorher selber einsparen.

Doch, ohne Staat und Gesellschaft aus ihrer Verantwortung zu entlassen, soll dieser Ratgeber kein Jammer-Leitfaden sein oder sich darin erschöpfen, Mängel aufzulisten. Im Gegenteil: Er will Ihnen als betroffenen Eltern zeigen, wie Sie aus der Not eine Tugend machen. Allein oder mit anderen können Sie etwas auf die Beine stellen, um Ihre Kinder nicht nur irgendwie unterzubringen, sondern optimal zu versorgen. Welche Möglichkeiten es schon gibt, was andere bereits verwirklicht haben und wie Sie diese Beispiele für Ihre Bedürfnisse umsetzen können, das erfahren Sie im ersten Teil dieses Ratgebers.

Der zweite Teil begleitet Sie in Ihre eigene Küche. Denn dort und nicht irgendwo außer Haus stehen Sie täglich vor der Frage, wie Sie gesund und abwechslungsreich kochen können, ohne stundenlang am Herd zu stehen. Vorab die gute Nachricht: Es ist möglich! Gesunde Ernährung muss nicht umständlich und langwierig sein, sondern ist mit den richtigen Rezepten, ein paar Küchentricks und etwas Hintergrundwissen in kurzer Zeit zu verwirklichen.

Zur Beruhigung für Eltern: Ihre Kinder werden nicht vernachlässigt, wenn sie sich einmal selbst versorgen. Im Gegenteil: Eine Untersuchung von der Universität Gießen hat gezeigt, dass Kinder mit Begeisterung am Herd stehen, viel öfter, als es ihnen erlaubt wird. Und sie brauchen Gelegenheiten zum Üben, Probieren, Sicherheit gewinnen. Nichts spricht auch dagegen, dass sich Kinder und Eltern gemeinsam ans Kochen begeben. Dabei kann man sich wunderbar unterhalten. Gesunde Ernährung wird so zum Nebenprodukt gemütlicher Gespräche. Und sollte beim Gemüseschnibbeln oder Quarkrühren gelegentlich Spaß aufkommen, so ist das weder zufällig noch absichtlich, sondern unvermeidlich.

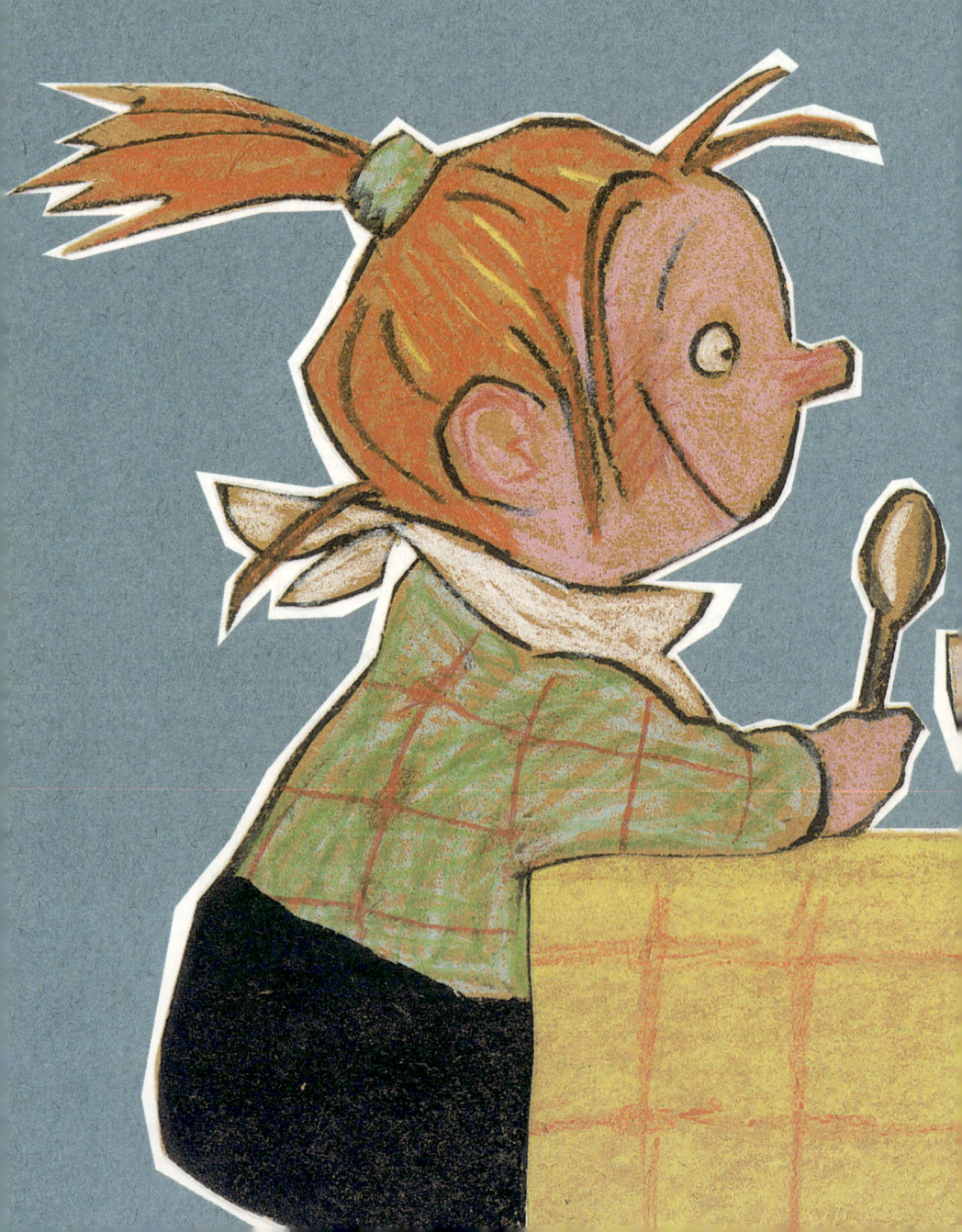

WER HILFT? – WAS NÜTZT?

1

Die kleinen und großen Helfer, die Ihnen den Alltag mit Kind(ern) leichter machen, haben wir hier etwas genauer betrachtet – von der Tagesmutter über Institutionen bis hin zu Tipps für einzelne Mahlzeiten. Hier finden sich Anregungen oder Ideen, die für den Alltag nützlich sein können.

Kochkunst
im Kindergarten

Kleine Kinder brauchen mehr als Essen: Zuverlässigkeit, Anregung und eine fürsorgliche Atmosphäre – je kleiner die Kinder sind, desto mehr sind sie darauf angewiesen. Während Kindergartenkinder inzwischen einen Rechtsanspruch auf einen Platz haben (auch wenn das kein Ganztags- platz sein muss), fehlt es dagegen an allen Ecken und Enden an Betreuungs- möglichkeiten für Babys, Kleinkinder und Grundschulkinder.

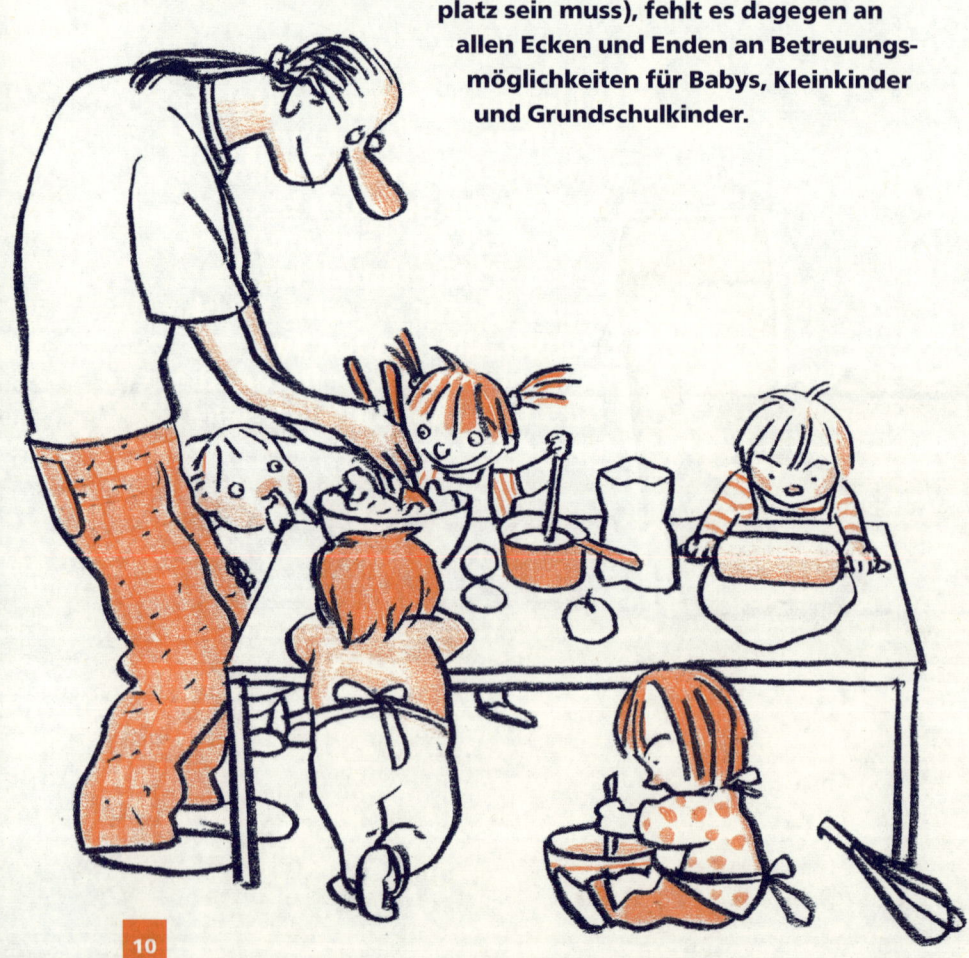

Nach einer aktuellen Untersuchung des Deutschen Jugendinstituts steht lediglich für 7 Prozent der Kinder unter drei Jahren ein Platz in einer Krippe zur Verfügung. Wie bei den Plätzen in Tageseinrichtungen für die Sechs- bis Zehnjährigen sind die regionalen Unterschiede – vor allem zwischen den alten und den neuen Bundesländern – enorm. So können in den neuen Bundesländern immerhin noch 68,3 Prozent der kleinen Schulkinder außerhäuslich versorgt werden (Krippen: 36,3 Prozent). Im früheren Bundesgebiet sind es dagegen gerade mal 6,1 Prozent (Krippen: 2,8 Prozent). Hier kann es jedoch nicht darum gehen, den Mangel zu beklagen. Aufgeführt werden soll vielmehr, welche Möglichkeiten es für die Betreuung von Babys und Kleinkindern gibt und welche Vor- und Nachteile die einzelnen Modelle in Bezug auf die gesunde Ernährung haben. Weitere Anregungen für die Versorgung kleiner Kinder finden Sie auch in den Kapiteln „Arbeitsplatz mit Familienanschluss„ und „Grundschulkinder – oder: ein Modell auf dem Lande".

Öffentliche Einrichtungen

Städte und Gemeinden, Kirchen und freie Träger, wie die Arbeiterwohlfahrt (AWO) oder der Deutsche Paritätische Wohlfahrtsverband, unterhalten Kindertageseinrichtungen mit altersgemischten Gruppen, Krippen für die ganz Kleinen, Kindergärten und Horte. Gute Ganztagsplätze sind eine Rarität. Allerdings werden allein erziehende Eltern bevorzugt berücksichtigt. Was die Kinder zu Essen bekommen, darauf können die Eltern nur durch Anregungen und Wünsche Einfluß nehmen. Je größer die Einrichtung und je gemischter die Gruppe (Alter, Nationalität), desto schwieriger wird es. Falls die Verpflegung zu wünschen übrig lässt, können Sie privat für Ausgleich sorgen (siehe auch Kapitel „Kantinenessen: Top oder Flop?"). Oder Sie versuchen zusammen mit anderen Eltern, im Kinderhort etwas zu verbessern.

Informationen: Die Adressen sind entweder über das Jugendamt oder direkt bei den einzelnen Trägern erhältlich. Auch die örtlichen Büros des Verbandes allein erziehender Mütter und Väter können weterhelfen. Bei ihnen gibt es auch die sehr nützliche Broschüre „Allein erziehend – Tipps und Informationen", Verband allein stehender Mütter und Väter, Hasenheide 70, 10967 Berlin, Tel.: 030/965 978-6, Fax: 030/695 978-77, E-Mail: kontakt@vamv-bundesverband.de, www.vamv-bundesverband.de

Private Initiativen

Ob Krabbelgruppe oder Kinderladen: Vor allem in Städten gibt es fast überall Betreuungsangebote für kleine Kinder, die von den Eltern als Verein getragen werden. Viel Mitbestimmung, aber auch viel Arbeit, so können ihre Vor- und Nachteile auf den Punkt gebracht werden. Vor allem in der Gründungsphase sind private Initiativen ein Full-Time-Job. Was es zu essen gibt, bestimmen natürlich die Eltern. In vielen dieser Einrichtungen kochen sie auch selbst. Ein Beispiel wird in diesem Kapitel geschildert.

Informationen: Adressen gibt es über das Jugendamt. Manchmal annoncieren die Einrichtungen in der Zeitung, wenn ein Platz frei wird. Wer selbst eine Einrichtung gründen will, kann sich zwecks Information und Hilfe wenden an die Bundesarbeitsgemeinschaft Elterninitiativen (BAGE) e. V., Einsteinstr. 111, 81675 München, Tel.: 089/4 70 65 03, Fax: 089/41 90 28 38, E-Mail: bage.mitarbeit@t-online.de, www.bage.de

Tagesmutter oder Kinderfrau

Bei ihr wachsen die Kinder in einer familiären Atmosphäre auf oder werden sogar – durch die Kinderfrau – in der eigenen Wohnung betreut. Über wichtige Erziehungsfragen, wie zum Beispiel über die Ernährung, sollte Einigkeit herrschen, damit die Beziehung funktioniert. Eine Tagesmutter finden Sie über einen Tagesmütter-Verein, Anzeigen oder das örtliche Jugendamt, eine Kinderfrau hauptsächlich durch eigene Suche (Anzeige, Kontakte). Unter bestimmten Bedingungen übernimmt das Jugendamt die Bezahlung der Tagesmutter.

Informationen: Tagesmütter-Bundesverband für Kinderbetreuung in Tagespflege, Breite Str. 2, 40670 Meerbusch, Tel.: 02159/13 77, Fax: 02159/20 20, E-Mail: tagesmuetterbv@t-online.de, www.tagesmuetter-bundesverband.de

Private Betreuung durch Verwandte

... meist durch die Großeltern: Das ist auf alle Fälle die preiswerteste Methode. Wenn die „Chemie" zwischen Eltern und Großeltern stimmt und keine Machtkämpfe ausgetragen werden, kann sie außerdem noch sehr empfehlenswert für alle drei Generationen sein. Dann wird sicherlich auch das Essen nicht zur Streitfrage: Die Großeltern werden auf die Wünsche der Eltern eingehen und wenn nötig, auch das eigene Ernährungswissen auf den neuesten Stand bringen.

Lesetipp: Ute Diehl, Karl Diehl: „Die beste Betreuung für mein Kind", Tagesmutter, Oma, Krippe, Hort & Co., Urania, Berlin 2000, € 11,90

15 Strolche werden bekocht

Zwischen 4 Monaten und 6 Jahren alt sind die 15 Kinder, die die Kindertagesstätte (Kita) „Die kleinen Strolche" in Bonn besuchen. Die Einrichtung – 1990 aus einer Krabbelgruppe entstanden – wird durch einen Elternverein verwaltet, der von der Stadt finanziell gefördert wird. Für die Pädagogik sind vier Erzieherinnen zuständig, für das Essen die Eltern. Wer ein Kind in der Gruppe hat, muss alle drei Wochen die Strolche bekochen, bei mehreren Kindern wird es entsprechend häufiger. Und das – so eine Mutter – ist manchmal ganz schön nervig. Vier Stunden müssen schon eingeplant

werden vom Einkauf bis zum Transport in die Räume der Kita. Die meisten Eltern sind berufstätig, sie kochen abends vor. Das Essen wird am nächsten Mittag aufgewärmt. Wer Zeit hat, kocht mittags frisch in der Kita, manchmal mit den Kindern, was jedesmal eine Riesengaudi ist. Es gibt vollwertiges, vegetarisches Essen. Im Lauf der Jahre ist eine Rezeptsammlung entstanden, die sich die Eltern ausleihen können. Sie enthält Rezepte, die gut geeignet sind und den Kindern schmecken, zum Beispiel Nudeln mit Möhrensoße oder Aufläufe. Für das Essen steht eine bestimmte Summe zur Verfügung, die erstattet wird. Wer üppiger kocht, zahlt aus eigener Tasche dazu. Nachtisch gibt es jeden Tag. Aber erst nachmittags um 3 Uhr als Zwischenmahlzeit: Die Erfahrung hat gezeigt, dass sich die Kinder sonst beim Mittagessen daran satt essen.

Hier kocht das Kind

Wenn die 37 Kinder in einem kirchlichen Frankfurter Kindergarten etwas zu essen haben wollen, dann müssen sie sich selbst in die Küche bemühen. Nach jahrelangen, nicht allzu guten Erfahrungen mit Großküchen beschlossen die Erzieherinnen, die Sache selbst in die Hand zu nehmen. Sie überzeugten den Kirchenvorstand, eine Kinderküche zu installieren, in der jeden Tag eine andere Gruppe den Löffel schwingt. Mit großer Konzentration raspeln Vierjährige – ob Junge oder Mädchen – an Kartoffeln herum, zerkleinern bis kurz vor der Atomisierung Obst für den Quark und dürfen unter Aufsicht auch schon mal die Gemüsepuffer im heißen Fett umdrehen. Der Versuch hat sich inzwischen zur Gewohnheit entwickelt, auf die niemand mehr verzichten möchte. Das Essen ist sehr viel abwechslungsreicher und vor allem kindgerechter geworden. Die Kinder machen begeistert mit und sie lernen auch gleich was fürs Leben: Zum Beispiel, dass Kartoffelpüree nicht nur aus der Tüte kommt.

Lesetipp: Eine Sammlung von 148 Rezepten, die zum Kochen mit Kindern im Kindergarten geeignet sind enthält das „Marburger Kindergarten-Kochbuch". Es kostet € 6,- plus Porto und Verpackung und ist erhältlich beim Gesundheitsamt Marburg, Arbeitskreis Jugendzahnpflege, Christiane Kappelhoff, Schwanallee 23, 35037 Marburg, Tel.: 0 64 21/189-0 oder bei der Hessischen Arbeitsgemeinschaft für Gesundheitserziehung, Dr. Ursula Maier, Heinrich-Heine-Str. 44, 35039 Marburg, Tel.: 06421/60 07-0.

Grundschulkinder – oder: ein Modell auf dem Lande

Auf dem Land ist die Welt noch in Ordnung. Die Ehen dauern lebenslänglich, die Familien halten zusammen. Der Mann schafft das Geld heran, die Frau bleibt zu Hause und versorgt die Kinder. Und wenn tatsächlich mal Not am Mann ist, springt das halbe Dorf ein. So scheinen sich manche Familienpolitiker das Landleben vorzustellen. Wie die Wirklichkeit aussieht, würden sie erfahren, wenn sie einmal genauer hinsähen.

Talbach (Name geändert) ist ein 800-Seelen-Dorf in Nordrhein-Westfalen. Wie in vielen Gemeinden dieser Größenordnung lässt die Infrastruktur zu wünschen übrig. Doch eine Einrichtung machte das Dorf im Umkreis bekannt: Es hat einen Kindergarten, in dem die Kinder von viertel nach sieben in der Früh bis vier Uhr nachmittags betreut werden, Mittagessen inklusive. Ein attraktives Angebot, das auch von vielen Eltern in den Nachbargemeinden genutzt wurde. Das änderte sich, als in einem größeren Nachbarort ein privater Kindergarten eingerichtet wurde. Zur gleichen Zeit zogen zwei Familien aus Talbach weg. Ergebnis: Im Kindergarten waren auf einmal Plätze frei.

In dieser Situation überlegten sich die Erzieherinnen, welche Aufgaben der Kindergarten zusätzlich übernehmen könnte. Sie beschlossen herauszufinden, welchen Bedarf an Betreuung es in ihrem Ort gibt. Deshalb entwickelten sie einen Fragenkatalog und schickten ihn an alle Haushalte mit Kindern. Der Rücklauf war erstaunlich, das Ergebnis eindeutig: Mehrere berufstätige Eltern suchten für ihre kleinen Grundschulkinder eine zuverlässige Betreuung mit einer Mittagsmahlzeit. Die Erzieherinnen handelten schnell und flexibel. Sie stellten die notwendigen Anträge an das Landesjugendamt, das für die Betriebsnutzung zuständig ist. Von dort kam die Genehmigung, Schulkinder in den Kindergarten aufzunehmen und zwar zunächst als Modell für die Dauer eines Jahres. Mit dem neuen Kindergartenjahr haben sechs berufstätige Elternpaare eine Sorge weniger. Ihre Kinder werden nach der Schule in dem Kindergarten, der ihnen schon von klein auf vertraut war, verpflegt und versorgt. Die Erzieherinnen helfen ihnen auch bei den Hausaufgaben und halten engen Kontakt mit der Schule. Diese Zusammenarbeit ist ebenfalls Teil des Modells. Auch in der Ferienzeit – von allen Berufstätigen und Allein erziehenden gefürchtet – sind sie versorgt. Wie die meisten Kindergärten ist auch dieser nur vier Wochen im Jahr geschlossen. Zusätzliche Gelder sollten und mussten bei diesem Modell nicht investiert werden.

Für Eltern, die auf dem Land leben:

Auf dem Land sind die Betreuungsmöglichkeiten besonders knapp. Anders als in Städten gibt es bisher kaum altersgemischte und Hortgruppen in Kindergärten. Wenn Ihr Kind einen Kindergarten mit Ganztagsbetreuung besucht, sollten Sie rechtzeitig, bevor es in die Schule kommt, das Thema auf einem Elternabend ansprechen. Ganz sicher sind andere Eltern in einer ähnlichen Situation. Vielleicht können Sie ein Modell wie in Talbach anregen. Die Chancen dazu stehen vor allem gut, wenn dadurch keine zusätzlichen Kosten entstehen.

Für alle Eltern von Grundschulkindern:

Kleine Grundschulkinder zu versorgen, ist schwierig. Unregelmäßige, kurze Schulzeiten lassen keine feste Planung zu. Erst in einigen Bundesländern haben sich die Schulen auf berufstätige Eltern eingestellt und garantieren – wie z. B. in Nordrhein-Westfalen die „verlässliche Grundschule" – eine Betreuung bis 13 Uhr. Auch brauchen die Kinder nach dem aufregenden Schultag jemanden, der ihnen zuhört. Wer keinen Hortplatz hat, muss nach einer individuellen Lösung suchen. Wenn Sie niemanden haben, der für Ihr Kind nach der Schule sorgt, dann sprechen Sie das Problem beim nächsten Elternabend an. Vielleicht sind andere Eltern in derselben Situation. Dann kann man gemeinsam nach einer Lösung suchen. Möglich wäre zum Beispiel, jemanden zu finden – eine Nachbarin, Verwandte, Studentin, die die Kinder in ihrer eigenen Wohnung oder in einer der Elternwohnungen bekocht und betreut. Vielleicht sind aber auch andere Eltern bereit, Ihr Kind täglich oder gelegentlich nach der Schule für einige Stunden aufzunehmen. Ob Sie dafür Geld bezahlen, etwas zum Tausch anbieten – vom Fensterstreichen bis zum Haareschneiden – oder das andere Kind zu einer Urlaubsfahrt einladen, das sollten Sie offen besprechen. Weitere Anregungen finden Sie in den Kapiteln „Beispiele, die Schule machen", „Kochkunst im Kindergarten" und „Arbeitsplatz mit Familienanschluss".

Tipp: Wenn Sie das Thema Kinderbetreuung auf dem Elternabend nicht ansprechen möchten, dann hilft vielleicht ein Brief, um Ihr Anliegen bekannt zu machen. Sie können ihn auf dem Elternabend direkt anderen Eltern in die Hand drücken oder die Lehrkraft bitten, ihn weiterzuleiten. An vielen Schulen wird auch zu Anfang des Schuljahres eine Adressenliste verteilt. So könnten Sie Ihre Vorstellungen formulieren:

Liebe Eltern,
als berufstätige Mutter habe ich Schwierigkeiten, mein Kind regelmäßig nach der Schule zu versorgen. Ich kann mir vorstellen, dass einige von Ihnen in einer ähnlichen Situation sind.
Vieleicht finden wir gemeinsam eine zuverlässige Person, die den Kindern nach der Schule etwas zu essen kocht und sie betreut.
Wer Interesse hat, kann mich ab 16 Uhr unter folgender Telefon-Nummer erreichen.
Mit freundlichen Grüßen ...

Ähnliche Briefe könnten Sie auch an folgende Adressaten schicken:
– Schulleitung
– Schulpflegschaft
– Förderverein der Schule
– Träger der Schule

Beispiele, die Schule machen

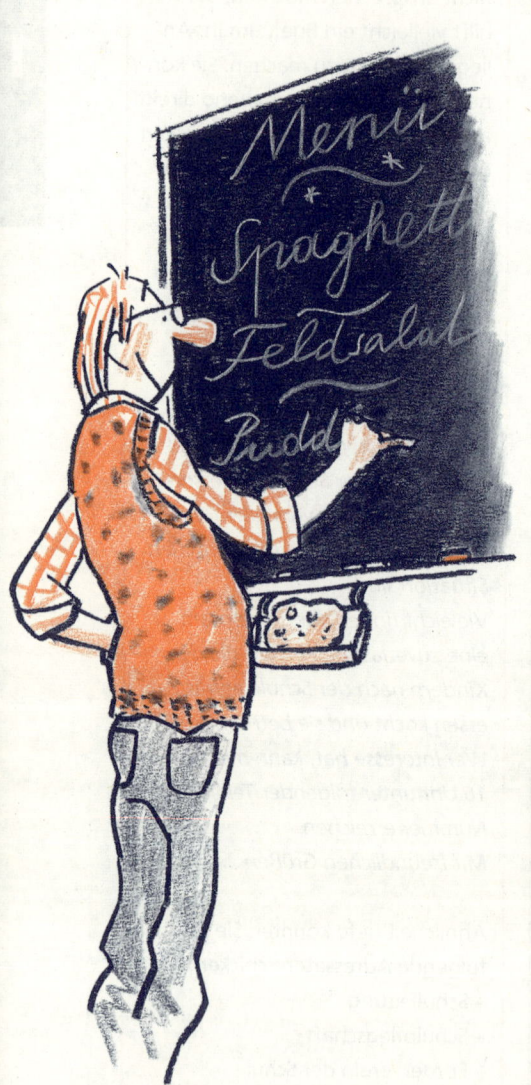

Jeden Mittag nach Schulschluss setzt sich von einem Gymnasium im Bonner Süden eine kleine Karawane in Bewegung, Schülerinnen und Schüler der Klassen 5 bis 9 in Begleitung einer Aufsichtsperson. Ihr Ziel ist ein fünf Minuten entferntes Bundesamt, genauer gesagt, dessen Kantine, in der sie zu Mittag essen. Anschließend kehren die Kinder zurück in die Schule, wo sie von 14 bis 15.30 Uhr unter Anleitung von Lehrkräften ihre Hausaufgaben machen. Ursprünglich wurde nur diese Hausaufgabenhilfe – das Silentium – von der Schule ange-boten. Ziel der Initiative war zunächst, schwächeren Schülern und Schülerinnen die Möglichkeit zu geben, den Stoff des Vormittags noch einmal zu vertiefen.

Schon bald stellte sich heraus, dass diese Förderung allein nicht reichte. Da die Schule ein großes Einzugsgebiet hat, konnten viele der Schüler in der kurzen Pause nicht nach Hause fahren. Sie kamen ohne ausreichendes Mittagessen und waren deshalb nicht recht bei der Sache. Die Schule suchte also nach einer Möglichkeit, Abhilfe zu schaffen und organisierte eine Mittagsmahlzeit. Kaum hatte sich der Plan herumgesprochen, da erreichten die Schulleitung mehrere Anfragen von Alleinerziehenden, die froh über ein gutes Versorgungs- und Betreuungsangebot waren. Schnell und unbürokratisch nahm die Schule diese Kinder mit in das Projekt auf. Jetzt sind auch sie mit 5 Euro pro Tag und Kind dabei.

Was können Sie tun?

Die Initiative ging von der Schulleitung aus. Wenn Sie meinen, dass die Schule Ihres Kindes für eine solche Lösung aufgeschlossen ist, wenden Sie sich doch einfach persönlich oder mit einem Brief an die Schulleitung.

„Zum Nachtisch" Theater

Zuerst werden die Hausaufgaben gemacht. Dann gibt es etwas zu essen. Und danach ist bis 16 Uhr Zeit für alles, was Spaß macht: Basteln, Werken und sogar Theater spielen. 20 Kinder kommen im Hort einer Bonner Grundschule in den Genuss dieser umfassenden Übermittagsbetreuung, die von einer Mutter geleitet wird. Nicht genug damit: es gibt an derselben Schule drei weitere „Bis-Mittags-Gruppen", in denen die Kinder verlässlich beaufsichtigt werden. Weil das zu Platzproblemen führt, ist für eine dieser Gruppen sogar ein Spielhaus auf einem benachbarten Spielplatz angemietet worden. Zwar gibt es in diesen Gruppen kein Mittagessen, doch wird der Aufenthalt für die Kinder mit Spielen, Basteln und Vorlesen liebevoll gestaltet.

Was können Sie tun?

Hier wurden die Eltern selbst aktiv. Übermittagsbetreuung, von Eltern initiiert, gibt es inzwischen an vielen Schulen. Eine solche Initiative zu gründen, kostet am Anfang natürlich Zeit. Dafür ist es aber auch möglich, sie nach eigenen Vorstellungen zu gestalten, z. B. dafür zu sorgen, dass die Kinder vollwertiges Mittagessen bekommen. Folgende Schritte sind nötig:Als erstes müssen Sie Eltern suchen, die mitmachen. Um Ihr Anliegen bekannt zu machen, wenden Sie sich am besten an die Vorsitzenden der Schulpflegschaft. Bitten Sie sie, die Information an die Elternpflegschaften der einzelnen Klassen weiterzugeben. Als erster Ansprechpartner ist auch der Schulpsychologe geeignet. Wenn es an der Schule einen Förderverein gibt, kann er eine Übermittagsbetreuung ins Leben rufen. Eine wichtige Voraussetzung ist immer, dass die Schule mit dem Projekt einverstanden ist, denn schließlich muss sie ja zum Beispiel Räume zur Verfügung stellen. Beim Schulamt bzw. Schulverwaltungsamt sind die nötigen Informationen erhältlich. Dort müssen auch Anträge für Zuschüsse gestellt werden.

Schule – ein Hort für Kinder

Eineinhalb Stunden, bevor der Unterricht beginnt, ist der achtjährige Thomas morgens schon in der Schule. Nicht weil er vom Unterricht so begeistert ist: Thomas besucht eines der neun Schulkinderhäuser in Bochum, die direkt an Grundschulen angeschlossen sind. Von halb sieben bis halb fünf werden die Kinder hier flexibel betreut, verpflegt und bei den Schulaufgaben beaufsichtigt. 20 Plätze stehen an der Schule des kleinen Thomas zur Verfügung. Der Andrang ist groß. Es gibt Wartelisten. Das liegt unter anderem an den günstigen Preisen. Zwischen 0 und 150 Euro zahlen Eltern je nach Einkommen monatlich für einen Platz.

Was können Sie tun?

Schulkinderhäuser gibt es in vielen Städten. Auskunft darüber erteilen Schulämter oder direkt die Träger der Einrichtungen. In Bochum ist es die Arbeiterwohlfahrt (AWO).

Informationen:

■ Die zuständigen **Schulämter** oder **Schulverwaltungsämter** – zu erreichen über Stadt- und Gemeindeverwaltungen – können Auskünfte über die Angebote der Schulen machen. In Bonn z. B. wird vom Schulamt eine Broschüre herausgegeben: „Schule – über den Vormittag hinaus". Darin sind alle entsprechenden Angebote aufgelistet. Darüber hinaus enthält das Heft Informationen über die Silentien von freien Trägern sowie die Adressen aller Kinderhorte.

■ Einige **Verbraucher-Zentralen,** u. a. Nordrhein-Westfalen, bieten Hilfestellung und Unterstützung rund um das Essen und Trinken in der Schule.

■ **Die Münchner Aktionswerkstatt Gesundheit** engagiert sich für gesunde Verpflegung in der Schule (Schulkiosk). Neben Informationsmaterialien werden Fortbildungsveranstaltungen für Hausmei-

ster, Eltern und Lehrer angeboten.
Die Adresse: Bayerstr. 77 a, 80335
München, Tel.: 0 89/53 29 56 56,
Fax: 0 89/53 29 56 57,
E-Mail: mag.s@gmx.de,
www.mags-muenchen.de

■ **Das Kuratorium Schulverpflegung e. V.** arbeitet seit 20 Jahren an der Verbesserung der Ernäh-
rungssituation in Schulen und Kinder-
tagesstätten. Die Palette seiner Ak-
tivitäten reicht von der Vermittlung
von Referenten zu „Gesunder Ernährung", über Fortbildungen bis hin
zu einer Informationsbörse für alle
Interessierten. Die Adresse: Kuratorium Schulverpflegung e. V., Haid-
graben 73, 85521 Ottobrunn, Tel.
089/60 96 459, Fax 089/60 85 37 92,
E-Mail:an@kuschu.de,
www.kuschu.de

Tipp: Normalerweise müssen Kinder eine bestimmte Grundschule in
ihrem Wohngebiet besuchen.
Wenn sie jedoch an einer anderen
Schule einen Platz in einem Schul-
kinderhaus haben, können sie nach
Absprache mit der Schulverwaltung
von dieser Pflicht befreit werden
und die Schule ihrer Wahl besuchen.

Was können Sie sonst noch tun?

Für größere Kinder gibt es die Möglichkeit, ihr Mittagessen in einer Kantine einzunehmen. Das können Kantinen von Firmen, Behörden, Altenhei-
men, Kinderheimen, Behinderten-
heimen oder auch Mensen sein. Wenn
eine solche Verpflegung in Frage
kommt, dann ist es am besten, mehrere Kinder daran zu beteiligen. Sie
können vielleicht von einem Elternteil
oder Schülern der oberen Klassen zu
ihrem Mittagstisch begleitet werden.
Suchen Sie sich auf dem Elternabend,
durch einen Aushang oder einen Brief
andere Eltern, die ähnliche Probleme
haben. Oder sprechen Sie mit den Lehrkräften, ob Ihr Anliegen auch in anderen Klassen bekannt gemacht werden
kann. Weitere Informationen finden
Sie in den Kapiteln „Grundschulkinder
– oder: ein Modell auf dem Lande" und
„Kantinenessen: Top oder Flop?"

1

Arbeitsplatz mit Familienanschluss

Langsam, wenn auch noch nicht selbstverständlich, setzt sich in den Betrieben die Erkenntnis durch, dass es sich auszahlt, Mitarbeiterinnen und Mitarbeiter an die Firma zu binden, indem man für die Kinderbetreuung sorgt. Bei einem in Dortmund praktizierten Modell „Betrieblich unterstützte Kinderbetreuung" haben Unternehmen zusammen mit der Stadtverwaltung einen Service aufgebaut, der die Betriebe berät sowie Tagesmütter und Betreuungseinrichtungen vermittelt. Dass Ähnliches auch auf kleinerer Ebene funktioniert, zeigt das Beispiel einer ökologischen Schreinerei im Badischen. Gemeinsam mit anderen Unternehmen eines sozio-kulturellen Zentrums hat er eine ganztägige Kinderbetreuung in unmittelbarer Nähe der Betriebe eingerichtet.

Betriebseigene Kindergärten sind auch heute noch die Ausnahme, vor allem in kleineren Betrieben. Doch die Offenheit für die Probleme berufstätiger Eltern wächst. Es muss ja nicht gleich ein Kindergarten sein, den die Firma einrichtet. Es würde oft schon helfen, wenn größere Kinder nach der Schule mit ihren Eltern in der betriebseigenen Kantine essen könnten. Oder wenn es die Möglichkeit gäbe, Essen aus der Kantine mit nach Hause zu nehmen. In manchen Firmen geht so etwas schon. Vielleicht haben ja auch Ihr Chef oder Ihre Chefin ein offenes Ohr für diese Fragen.

Wer hilft weiter?

Wenn es in der Firma einen Betriebsrat gibt, dann ist er der richtige Ansprechpartner. Ansonsten sollten Sie sich nicht scheuen, Vorgesetzte selbst anzusprechen. Dazu wäre es gut, wenn Sie sich vorher mit Kolleginnen und Kollegen absprechen würden, die in einer ähnlichen Lage sind. Hilfreich ist es auch, gleich konkrete Vorschläge zu machen. Und vor allem: Machen Sie deutlich, welchen Nutzen Ihr Vorschlag auch für die Firma hat: Qualifizierte, eingearbeitete Mitarbeiter und Mitarbeiterinnen bleiben dem Betrieb

erhalten. Sie müssen sich nicht abhetzen oder mit den Gedanken zu Hause sein, sondern können sich voll und ganz auf ihre Arbeit konzentrieren. Zufriedene Arbeitskräfte engagieren sich stärker und gerne für die Firma.

Informationen:

■ „Familienfreundliche Maßnahmen im Betrieb" heißt ein Ratgeber, der vom **Bundesministerium für Familie, Senioren, Frauen und Jugend** herausgegeben wird. Ebenfalls bei diesem Ministerium erhältlich ist die Dokumentation des Bundeswettbewerbs „Der familienfreundliche Betrieb 2000". Er stellt die Initiativen zahlreicher Firmen vor und enthält damit eine Fülle von Anregungen. Die Adresse für beide Schriften: Bundesministerium für Familie, Senioren, Frauen und Jugend, Referat Öffentlichkeitsarbeit, Rochusstr. 8 - 10, 53123 Bonn, Tel. 0228/930-0, www.bmfsfj.de.

■ Beim **Deutschen Jugendinstitut e.V.**, Nockherstr. 2, 81541 München, Tel. 089/6 23 06-0, www.dji.de gibt es Informationen über Firmen mit eigenem Kinderbetreuungsangebot.

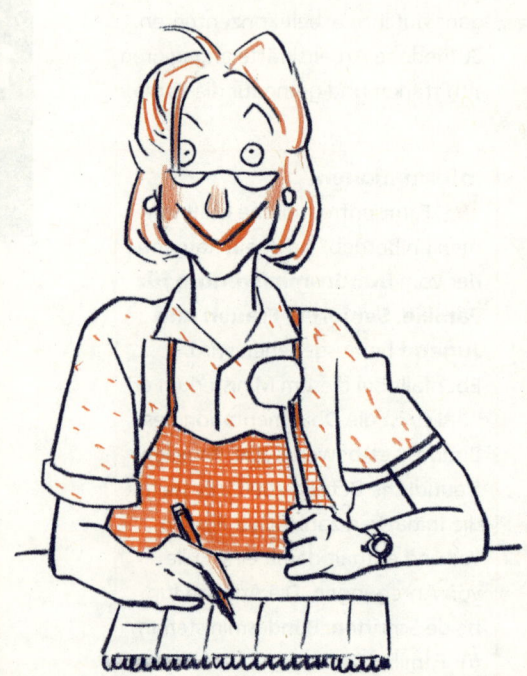

Tipp: Der Dienstleistungsbetrieb „pme Familienservice" erarbeitet maßgeschneiderte Konzepte für die Versorgung von Kindern berufstätiger Eltern. Unter anderem sucht und schult er Tagesmütter, vermittelt Pflegestellen und Plätze für eine Übermittagsbetreuung und kümmert sich in der ersten Zeit, bis sich alles eingespielt hat, darum, dass die Versorgung auch tatsächlich klappt. Mit großem Erfolg: Vor fünf Jahren gegründet, hat die Firma heute schon Filialen in 18 Städten. Der Familienservice wird in der Hauptsache von Firmen beauftragt, die qualifizierten Mitarbeiterinnen (meist sind es Frauen) helfen wollen, Familie und Berufstätigkeit zu vereinbaren. Das kostet pro Anfrage zwischen 500 und 750 Euro. Machen Sie Ihre Firma darauf aufmerksam! Wenn Sie es sich leisten können: Auch private Anfragen werden vom Familienservice bearbeitet, wenn Kapazitäten frei sind. Bei der Zentrale sind Informationen über die Leistungen und Standorte der Institution erhältlich: pme Familienservice GmbH, Flottwellstr. 4–5, 10785 Berlin, Tel.: 030/269 37 10, www.familienservice.de

Was können Sie sonst noch tun?

Wenn es zeitlich und örtlich möglich ist, können Sie sich mit größeren Kindern in der Mittagspause oder – bei einer Teilzeitstelle – direkt nach der Arbeit treffen und gemeinsam zum Mittagessen gehen. Wo – das hängt vom Geldbeutel ab:

■ Manche Kantinen und Mensen sind für die Allgemeinheit zugänglich. Wie Sie deren Qualität beurteilen können, lesen Sie im Kapitel „Kantinenessen: Top oder Flop?"

■ Wohlfahrtsverbände, Kirchen, Städte und Gemeinden und sogar Wohnungsbaugenossenschaften bieten einen Mittagstisch an, manchmal nur für alte Menschen, oft aber auch für andere. Hier ist das Essen meist besonders preiswert. Die Qualität ist unterschiedlich. Sie kann nach denselben Kriterien wie bei Kantinen beurteilt werden. Viele dieser Angebote sind nicht in der Öffentlichkeit bekannt. Eine gute Übersicht ist oft erhältlich bei den Referaten oder Büros für Altenhilfe der Städte und Gemeinden.

■ In vielen Mütterzentren wird mittags gekocht. Beim Bundesverband Mütterzentren e.V., Müggenkampstr. 30a, 20257 Hamburg, Tel.: 040 / 40 17 06 06, www.muetterzentren-bv.de erfahren Sie, wo das nächste Zentrum in Ihrer Nähe ist. Genauere Informationen über Mütterzentren stehen im Kapitel „Mütter helfen Müttern".

■ Den Restaurantbesuch wird man sich nicht jeden Tag leisten können. Es gibt jedoch vor allem in größeren Städten immer häufiger Bio-Restaurants, Reformhäuser und Bio-Läden, die auch einen preiswerten Imbiss anbieten.

1

Kantinenessen: Top oder Flop?

Sie haben die Möglichkeit, mittags mit Ihrem Kind in einer Kantine zu essen. Herzlichen Glückwunsch. Oder eher herzliches Beileid? Kantinen haben einen miserablen Ruf. Zu viel, zu fett, zu süß, zu salzig – alle bekannten Ernährungssünden scheinen hier eine Heimstatt gefunden zu haben, ganz zu schweigen vom Geschmack.

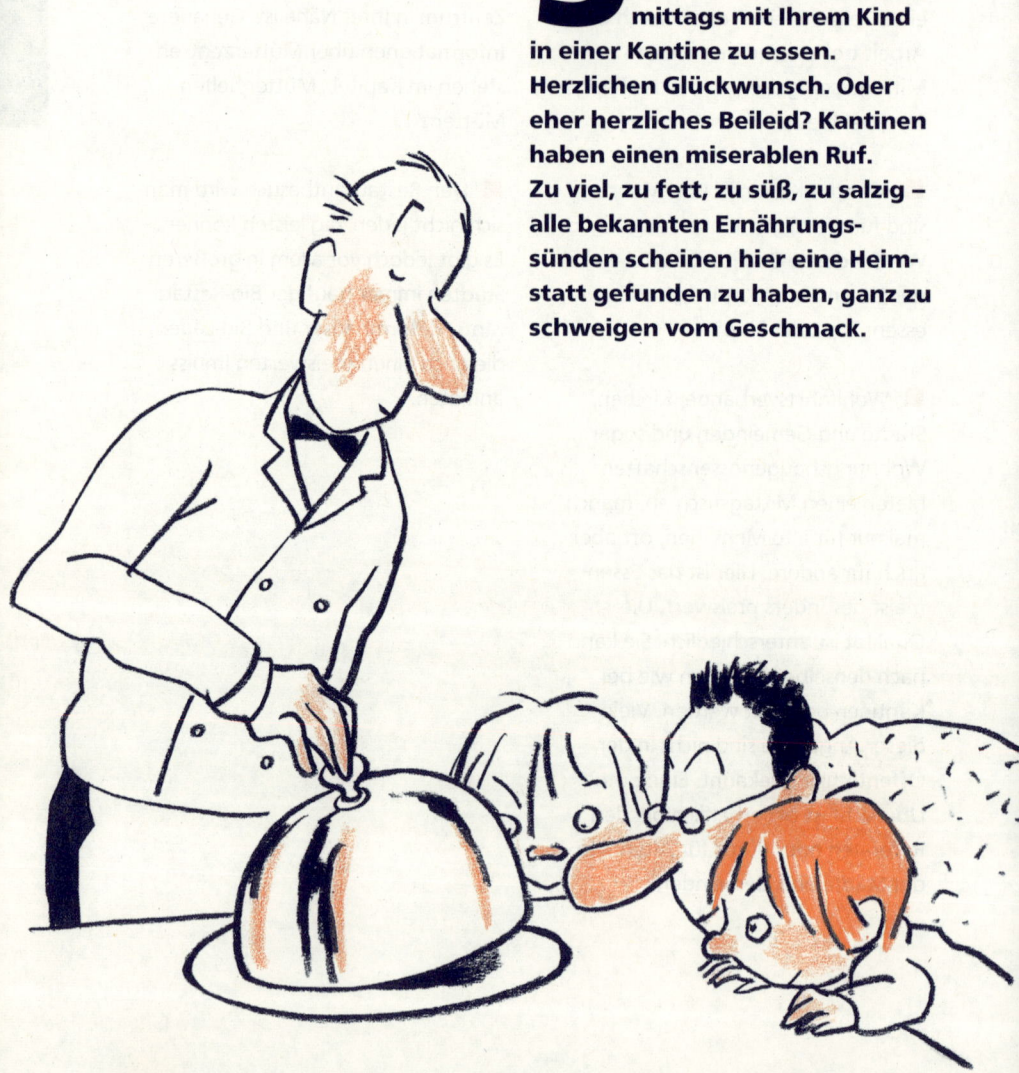

So war es jedenfalls in der Vergangenheit. Inzwischen ist das Wissen um gesunde Ernährung auch bis in die Kantinenküchen vorgedrungen. Sie sind ebenso wie Mensen oft besser als ihr Ruf, meint das Forschungsinstitut für Kinderernährung in Dortmund in der Broschüre „Empfehlungen für die Ernährung von jungen Singles". Ob Sie mit Ihrer Kantine einen Glücksfall erleben oder eher einen Flop, können Sie anhand der Checkliste erkennen:

Kantinen-Checkliste

■ Es werden täglich mehrere Gerichte angeboten. Oder Teile des Menüs stehen zur Auswahl.

■ Auch fleischlose Gerichte stehen auf dem Speiseplan.

■ Frische Salate gehören täglich dazu.

■ Einmal pro Woche kommt Fisch auf den Tisch.

■ Kartoffeln werden überwiegend als Pell-, Salz- oder Folienkartoffeln zubereitet und nicht als fettreiche Pommes Frites oder Kroketten.

■ Auch das übrige Essen schwimmt nicht im Fett und ist nicht übermäßig gesalzen.

■ Für den „kleinen Hunger" stehen frisches Obst, Salate und Milchprodukte bereit.

■ Gegen den Durst gibt es Mineralwasser und Obstsaft.

■ Und schmecken muss es Ihnen und den Kindern natürlich auch noch.

1

Mögliche Verpflegungssysteme

Zubereitungsküche

Die Mahlzeiten werden frisch gekocht.

Verteilerküche

Die Speisen werden in einer Großküche zubereitet und warm gehalten geliefert.

Aufbereitungsküche

Industriell gefertigte Menüs (tiefgefroren oder gekühlt) werden vor Ort aufgewärmt.

Mischküche

Das Mittagessen besteht aus frisch zubereiteten sowie fertigen Menükomponenten (tiefgefroren oder gekühlt), die vor Ort aufgewärmt werden.

Manche Qualitätsmerkmale erkennen Sie auf einen Blick, vor allem, wenn zu den Speisen auch noch Nährstoffangaben – ein weiterer Pluspunkt – gemacht werden. Manches muss genauer geprüft werden. Besorgen Sie sich deshalb einen Speiseplan für eine Woche, und checken Sie ihn durch. Ein Probe-Essen gehört natürlich auch zum Kantinentest. Und scheuen Sie sich nicht, mal nachzufragen, z. B. welche Fertigprodukte (Jogurt, Saucen) verwendet werden. Oder ob mit Jodsalz gesalzen wird.

Wichtig sind ebenfalls Informationen über das Verpflegungssystem. Im Kasten finden Sie eine kleine Übersicht über die verschiedenen Möglichkeiten. Dieses Wissen ist auch wertvoll, wenn in der Schule oder im Kindergarten Ihrer Kinder eine Mittagsmahlzeit angeboten wird.

Und was ist, wenn die Kantine sich als Flop erweist? Und wenn Sie bzw. Ihre Kinder trotzdem darauf angewiesen sind, dort zu essen? Dann ist es wichtig, bei den anderen Mahlzeiten für einen Ausgleich zu sorgen. Ein großer Salat oder eine Gemüserohkost sollte dann Hauptbestandteil des Abendessens sein, und Obst, Vollkornbrot, Milchprodukte zu jeder Mahlzeit gereicht werden. Geizen Sie mit Fett und Salz, wo immer es geht, denn davon bekommen Sie in der Kantine schon genug. Aber gehen Sie verschwenderisch mit frischen Kräutern aller Art um: Petersilie über die Kartoffeln, Schnittlauch an den Quark, Basilikum an die Tomaten, Kresse über das Gemüse geschnitten und so weiter.

Geben Sie reichlich Sprossen und Kerne (z. B. Sonnenblumen- und Kürbiskerne) ans Essen. Mungobohnensprossen schmecken z. B. an Salaten, Kerne machen Aufläufe und Gemüse-

gerichte knackiger. Beides steigert die Qualität ohne jeden Zeitaufwand. Geben Sie ihren Kindern zwischendurch mal ein Glas Saft mit Wasser gemischt, ein Glas Milch oder ein Stück Obst. Und belasten Sie sich nicht zusätzlich zu der Arbeit und zu den Pflichten, die Sie haben, auch noch mit einem schlechten Gewissen.

Wenn eine der fünf Mahlzeiten am Tag nicht allen Anforderungen entspricht, werden Ihre Kinder nicht gleich Ernährungsschäden bekommen!

1

Mütter helfen Müttern

„**M**artin Luther King Park sucht Frauen. Der Martin-Luther-King-Park soll nicht nur schön werden. Wir möchten dort auch neue Wohnideen und Wohnprojekte realisieren. Eine Idee ist frauenfreundliches und generationsübergreifendes Wohnen. Allein erziehende oder allein lebende Frauen verschiedenen Alters sollen zu Nachbarn werden, um sich gegenseitig zu helfen und zu unterstützen."

Diese ungewöhnliche Anzeige in der Mainzer Allgemeinen Zeitung, mit der 2- und 3-Zimmerwohnungen angeboten wurden, löste in der Stadt eine Lawine aus. 32 Wohneinheiten standen zur Verfügung. Fast 100 Bewerbungen gingen ein. Die Initiatorinnen des Projektes im rheinland-pfälzischen Ministerium für Kultur, Jugend, Familie und Frauen und im Frauenbüro der Stadt waren von diesem Erfolg völlig überrascht, handelten aber schnell. Sie sorgten dafür, dass zusätzlich zu ihrem Modell auf diesem ehemals von US-Soldaten und ihren Familien bewohnten Gelände weitere Wohnhäuser für Frauen eingerichtet wurden. Auch Familien, die Interesse an der neuen Wohnidee hatten, waren willkommen.

Die neuen Mieterinnen und Mieter konnten eigene Ideen für die Wohnungsgrundrisse und die Außengestaltung einbringen. Inzwischen sind die ersten eingezogen in Häuser, die nach ihren Vorstellungen und Bedürfnissen gestaltet sind. Zusätzlich zu den Wohnungen gibt es ausreichend Spielflächen für die Kinder und Räume für die gemeinsame Nutzung. Was darin gemacht wird, welche gemeinsamen Pläne, welche Absprachen es gibt, das bleibt den Bewohnerinnen selbst überlassen. Eins steht schon fest: Die Versorgung und Betreuung der Kinder sind keine Last mehr, die von einer Frau alleine getragen werden muss.

Informationen: Wohnprojekte wie dieses sind zwar leider noch sehr selten. Es gibt sie jedoch, ausgeführt oder in der Planung. Informationen darüber haben die Frauenbüros bzw. die Frauenbeauftragten in den Städten. Auch bei den örtlichen Büros des Verbandes allein erziehender Mütter und Väter sind solche Projekte bekannt (siehe Seite 11).

1

Frauen leben zusammen

Nachbarschaftshilfe – wo gibt es das heute schon noch? Vor allem in den Städten ist es selten und wertvoll geworden, dass Nachbarn füreinander da sind. Eine zeitgemäße Form dieser traditionellen Kontaktpflege sind die Mütterzentren, offene Treffpunkte für Mütter und für Frauen ohne Kinder. Die Idee entstand im Rahmen eines Forschungsprojekts des Deutschen Jugendinstituts – und sie war überaus erfolgreich. Weit über 300 Mütterzentren sind inzwischen über ganz Deutschland verteilt und immer neue kommen hinzu. Diese Zentren sind viel mehr als ein Treffpunkt, der den ganzen Tag geöffnet ist. Hier kommen Frauen zusammen, um zu arbeiten und um sich zu entspannen. Um gemeinsam Neues zu lernen und eigene Erfahrungen an Andere weiter zu geben. Die Kinder sind selbstverständlich immer dabei.

Was in einem Mütterzentrum geschieht, bestimmen ausschließlich die Nutzerinnen. Sie können die vorhandenen Angebote einfach annehmen, neue Angebote, die ihren Bedürfnissen entsprechen, anregen, aber auch selbst gegen ein Honorar Kurse und Dienstleistungen anbieten. Von der Kindertagesstätte bis zum Naturkost-

laden, vom Kabarett bis zur Tagesmüttervermittlung ist alles schon in einem der Zentren verwirklicht worden. Fast schon selbstverständlich: In vielen Mütterzentren wird mittags gekocht, häufig nach den Anforderungen einer gesunden, vollwertigen Ernährung. Und wo es noch kein solches Angebot gibt, kann das geändert werden, sobald eine Frau den Wunsch danach äußert oder sich selbst – gegen Bezahlung – für andere an den Herd stellt.

Informationen: Der Bundesverband der Mütterzentren übersendet auf Wunsch eine Aufstellung der wichtigsten Kontaktadressen für Mütter, die unter anderem viele Adressen von Mütterzentren enthält. Außerdem ist dort ein „Startpaket für Gründerinnen" erhältlich mit allen Informationen, die Frauen brauchen, um selbst ein solches Projekt ins Leben zu rufen.
Die Anschrift: Bundesverband der Mütterzentren, Müggenkampstr. 30a, 20257 Hamburg, Tel.: 040/ 40 17 06 06, Fax: 040/4 90 38 26, E-Mail: info@muetterzentren-bv.de, www.muetterzentren-bv.de

Frauen tun sich zusammen

Mit anderen allein erziehenden Frauen – oder auch Männern – zusammen zu wohnen, das kann den Alltag sehr vereinfachen. Damit das Wohnprojekt im Kleinen klappt, sind drei Voraussetzungen wichtig: Mitbewohner, die zueinander passen, eine ausreichend große Wohnung und klare Absprachen. Wenn im Freundes- und Bekanntenkreis niemand ist, der Interesse oder Bedarf an einer solchen Wohngemeinschaft hat, kann eine Anzeige der erste Schritt sein. Vor allem in Stadtmagazinen sind unter dem Stichwort „Wohnen" häufig Anzeigen von Menschen abgedruckt, die Wohnpartner suchen oder einen Platz in einer bestehenden Wohn- oder Hausgemeinschaft anbieten. Hier kann also auch eine ganz nach den eigenen Wünschen formulierte Anzeige aufgegeben werden.

„Care-Sharing"

„Care-Sharing" ist eine Form gemeinsamer Kinderbetreuung, bei der keine Kosten entstehen und auch ungewöhnliche Arbeitszeiten abgedeckt werden können. Dabei wechseln sich zwei Familien bei der Betreuung der Kinder ab. So können passende Partner gefunden werden:

■ Durch „Mund-zu-Mund Propaganda" im Freundeskreis oder in der Nachbarschaft.

■ Durch eine Kleinanzeige oder einen Aushang im Supermarkt. Viele der großen Märkte haben eine Stellwand oder eine Säule als Info-Börse aufgestellt. In den Text gehören neben der Anfrage „Wer hat Interesse an wechselnder, gegenseitiger Kinderbetreuung?" folgende Angaben: Telefon-Nummer, Stadtteil, Alter des Kindes.

■ Durch die Suche im Betrieb. Hier können ein Aushang oder der Betriebsrat weiterhelfen.

■ Durch Fragen in Schule und Kindergarten. Das kann entweder auf dem Elternabend geschehen oder durch einen Brief an andere Eltern.

Das Essen kommt ins Haus

Alle, die nach einem anstrengenden Arbeitstag zu Hause noch Kinder versorgen, haben diesen Satz schon einmal gedacht: „Wenn ich jetzt bloß nicht noch kochen müsste!"

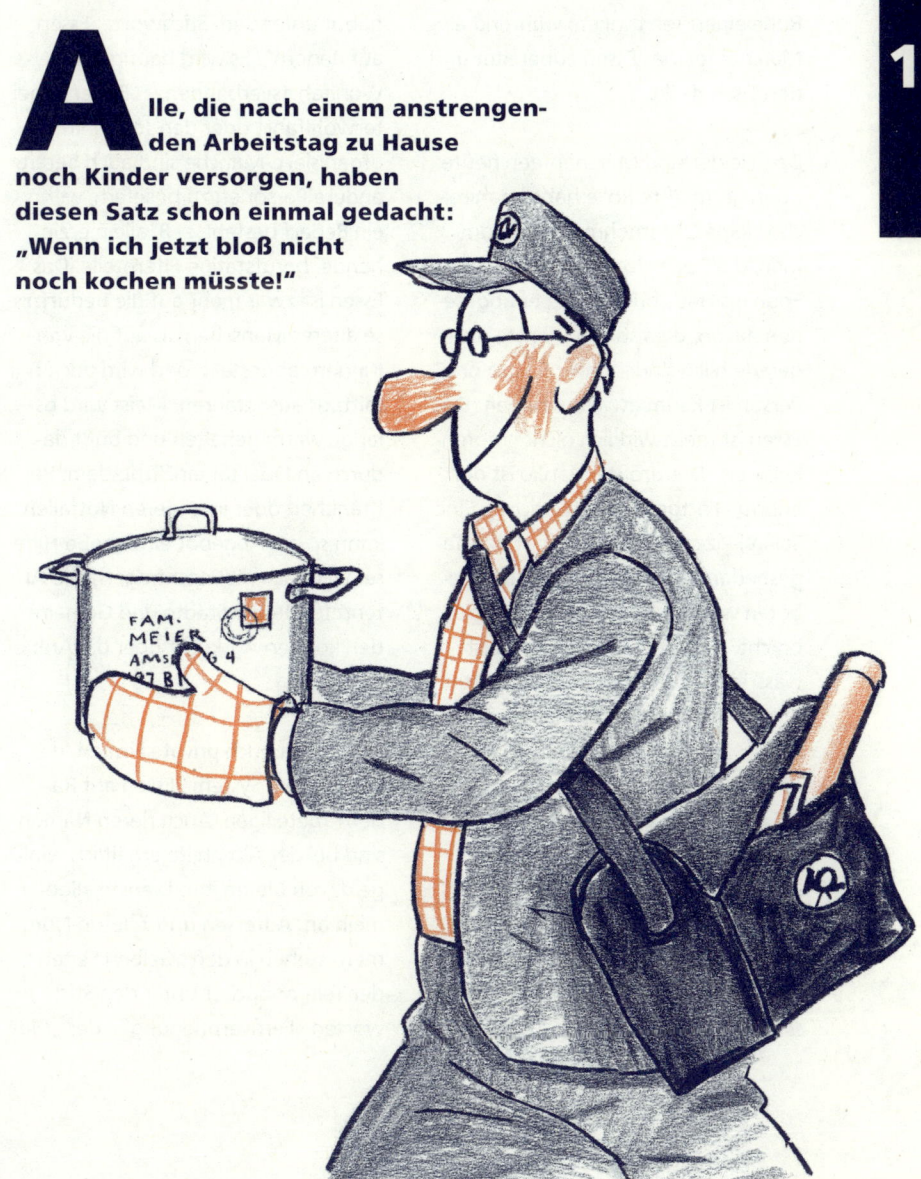

FAM.
MEIER
AMSG 4
97 B

Was wäre das schön: Nach Hause zu kommen und erst einmal die Füße hochlegen oder mit den Kindern in Ruhe einen Tee trinken, während eine Märchenfee das Essen zubereitet und den Tisch deckt.

Doch leider sind Märchenfeen heute dünn gesät. Ihre Rolle haben zahlreiche kleine Unternehmen übernommen, die Pizza, Pommes oder Peking-Food ins Haus bringen. Aber abgesehen davon, dass solche Dienste nicht gerade billig sind – unter 5 Euro pro Person ist kaum etwas zu haben: Das Essen ist meist wirklich nicht empfehlenswert. Das größte Manko ist der enorme Fettgehalt der Gerichte. Eine Salami-Pizza deckt schon fast den Tagesbedarf. Selbst wenn Salate angeboten werden, ist Misstrauen angebracht. Hauptbestandteil ist meist wässriger Eisbergsalat, zugeschüttet mit einer dicken, undefinierbaren Sauce.

Was können Sie tun?

■ Es gibt Restaurants oder Party-Services, die Essen ins Haus liefern. Wer Bio-Restaurants oder Imbisse in der Nähe hat, sollte nachfragen, ob es dort einen solchen Service gibt.

■ Alte Menschen haben fast überall die Möglichkeit, sich Essen ins Haus liefern zu lassen. Bekannt ist das Angebot unter dem Stichwort: „Essen auf Rädern". Es wird häufig von Wohlfahrtsverbänden, z. B. der Arbeiterwohlfahrt oder den Johannitern, organisiert. Manche sind auch bereit, andere Personen zu beliefern, wenn ein Bedarf besteht, z. B. allein erziehende, berufstätige Elternteile. Das Essen ist zwar mehr auf die Bedürfnisse älterer Menschen als auf die von Kindern abgestellt, und wird auch nur mittags ausgefahren. Meist wird es lange warm gehalten und büßt dadurch an Qualität ein. Trotzdem: Bei Krankheit oder in anderen Notfällen kann so ein Angebot eine große Hilfe sein. Einfach mal nachfragen! Die Altenreferate der Städte und Gemeinden können Auskunft über die Anbieter geben.

■ Es gibt auch private Firmen, die sich an dem System „Essen auf Rädern" beteiligen. Auch deren Namen sind bei der Altenhilfe erhältlich. Einige davon bieten ihre Dienste allgemein an. Adressen und Telefon-Nummern stehen in den „Gelben Seiten" der Telefonbücher unter den Stichworten „Fernverpflegung" oder „Me-

1

nue". Allerdings sind dort auch die Firmen aufgeführt, die nur in großem Maßstab an Kantinen oder Betriebe liefern. Wenn Sie einen solchen Service suchen, müssen Sie also zunächst einmal geduldig herumtelefonieren. Das Essen wird entweder heiß oder tiefgefroren angefahren. Auch wenn das Aufwärmen etwas Arbeit macht, hat das tiefgefrorene Essen doch den Vorteil, dass es frischer ist. Das warme Essen wird dagegen oft über mehrere Stunden warm gehalten und verliert dadurch an Qualität. Diese Firmen liefern jedoch bisher ebenfalls nur mittags.

■ Manche – aber wirklich wenige Bringdienste liefern gutes oder sogar vollwertiges Essen. Wenn Sie eine solche Adresse haben, rahmen Sie sie ein und hängen Sie sie über Ihr Telefon. Noch besser: Weitersagen, denn solche Beispiele müssen bekannt werden.

■ „Abwechselnd kochen – gemeinsam essen" – unter diesem Motto können Sie eine private Initiative starten. Tun Sie sich mit Freunden oder Nachbarn zusammen, die in einer ähnlichen Situation sind. Mal kocht der eine, mal die andere. Wie oft und bei wem das geschieht, ist ebenso eine Sache der Absprache wie der Einkauf oder die Auswahl der Gerichte. Mit einer solchen „Koch-Koop(erative)„ sparen Sie nicht nur Zeit und Geld – Sie haben auch noch Spaß dabei!

Anregung: Im Bereich der Bringdienste für Familien gibt es wenige gute Angebote. Vielleicht haben Sie ja Lust, diese Lücke zu füllen. Sie müssen keine Drei-Sterne-Küche servieren. Suppen aus Hülsenfrüchten zum Beispiel, die gut aufgewärmt werden können, oder vorgeputztes und geschnibbeltes Gemüse für eine Rohkostplatte – das könnte für berufstätige Eltern eine große Hilfe sein.

Selbst ist das Kind

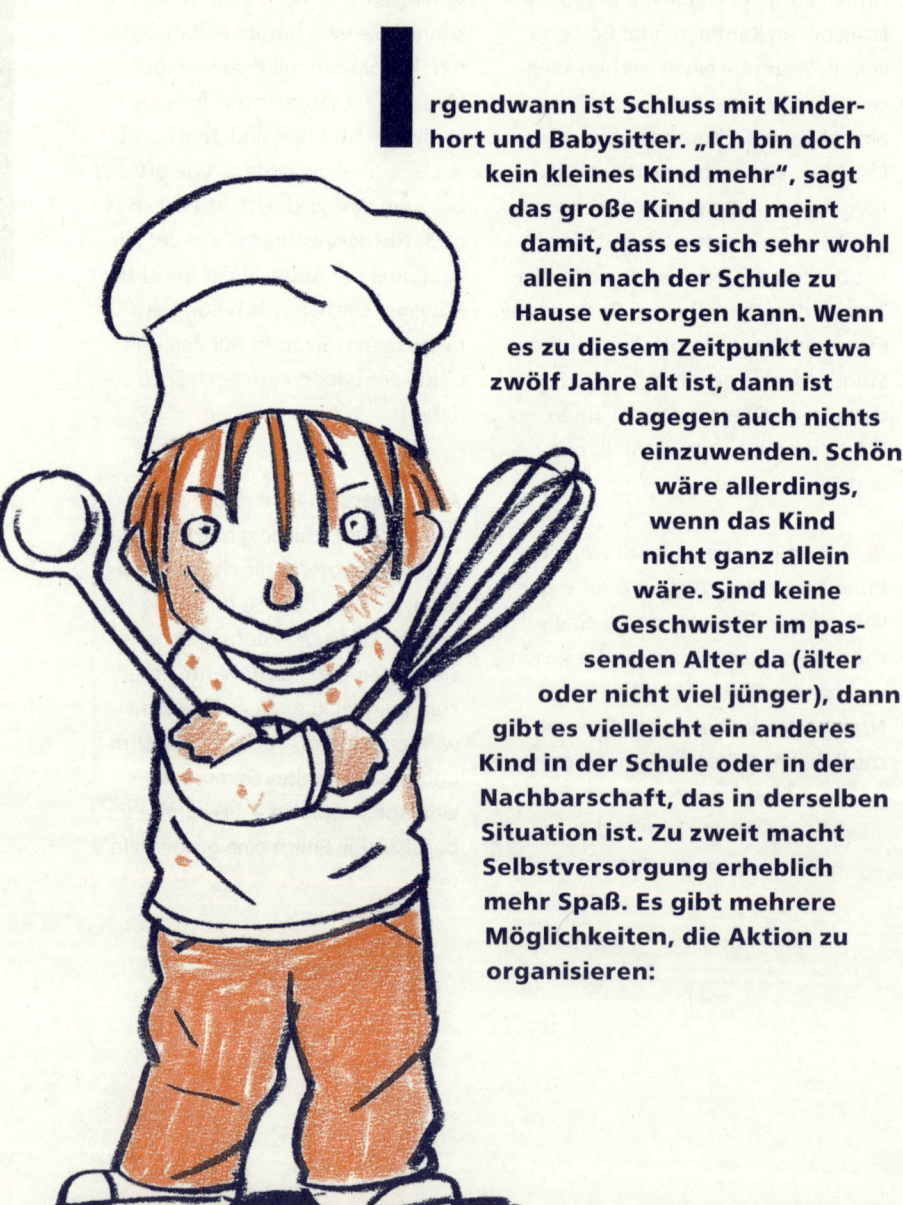

Irgendwann ist Schluss mit Kinderhort und Babysitter. „Ich bin doch kein kleines Kind mehr", sagt das große Kind und meint damit, dass es sich sehr wohl allein nach der Schule zu Hause versorgen kann. Wenn es zu diesem Zeitpunkt etwa zwölf Jahre alt ist, dann ist dagegen auch nichts einzuwenden. Schön wäre allerdings, wenn das Kind nicht ganz allein wäre. Sind keine Geschwister im passenden Alter da (älter oder nicht viel jünger), dann gibt es vielleicht ein anderes Kind in der Schule oder in der Nachbarschaft, das in derselben Situation ist. Zu zweit macht Selbstversorgung erheblich mehr Spaß. Es gibt mehrere Möglichkeiten, die Aktion zu organisieren:

Mutter oder Vater kochen vorher

Die Kinder bekommen einen Grundkurs für die Bedienung der Geräte und müssen sich das Essen nur noch auf dem Herd oder in der Mikrowelle aufwärmen.

Vorteile: Die Eltern behalten den Überblick über das, was die Kinder essen. Sie können auch so planen und organisieren, wie es ihnen zeitlich am besten passt.

Nachteile: Beim Aufbewahren und Aufwärmen des Essens gehen Nährstoffe verloren. Rohkost und Salate kommen zu kurz. Und schließlich: Aufgewärmtes ist für die meisten Kinder nicht immer der Bringer.

Mittags gibt's ein Butterbrot

... abends wird gemeinsam warm gegessen.

Vorteile: Der Aufwand ist von den Kindern leicht allein zu bewältigen. Die Mahlzeit am Abend wird frisch zubereitet. Sie ist der Höhepunkt des Tages, an dem man zusammensitzt, den Tag bespricht, zur Ruhe kommt.

Nachteile: Jeden Abend der gleiche Stress! Nach der Arbeit muss erst einmal eine warme Mahlzeit gekocht werden. Außerdem sind Butterbrote nach einem langen Schulvormittag nicht unbedingt zufriedenstellend.

Das Essen kommt ins Haus

Welche Möglichkeiten es gibt, Mahlzeiten liefern zu lassen, wurde im vorherigen Kapitel besprochen.

Vorteile: Wenn der Service zuverlässig und vertrauenswürdig ist – das Essen kommt pünktlich, es schmeckt und hat eine gute Qualität – und wenn auch noch der Preis stimmt, dann ist das eine gute Lösung.

Nachteile: Die Kinder müssen einem Fremden die Tür öffnen. Sinnvoll ist deshalb eine gute Sicherheitsvorrichtung an der Tür oder ein freundlicher Nachbar bzw. eine Nachbarin, die das Essen entgegennehmen. Ein weiterer Nachteil: Leider sind Bringdienste wie der oben charakterisierte dünn gesät. Und die überall präsenten Pizza-Dienste können im Rahmen einer gesunden Ernährung wirklich nicht empfohlen werden.

1

Die Kinder kochen selber

Vorteile: Das fördert die Selbständigkeit – besonders, wenn zum Kochen auch das Planen und Einkaufen gehören. Selbst kochen bringt Erfolgserlebnisse und macht Spaß, vor allem, wenn mehr als ein Kind beteiligt ist. Hinweise, welche Tätigkeiten in welchem Alter durchaus zumutbar sind, finden Sie im folgenden, Rezepte und Infos im 2. Teil ab Seite 54.

Nachteile: Gleich nach der Schule an den Herd – das ist manchmal so, als wenn Sie nach einem stressigen Arbeitstag noch den Hausputz vor sich hätten. Für besonders anstrengende Schultage, z. B. nach Klassenarbeiten, sollte deshalb eine andere Lösung zur Versorgung gewählt werden. Außerdem zu berücksichtigen: Kinder kommen schon hungrig aus der Schule. Ein Jogurt, ein Müsli oder ein paar Vollkorn-Zwieback für den ersten Hunger sollten deshalb bereit stehen.

Fit für die Küche

Während Ihr Kind allein zu Hause kocht, sitzen Sie im Büro und ihre Gedanken kreisen um den heimischen Herd: Jetzt schüttet Julia gerade die Nudeln ab. Hoffentlich verbrennt sie sich nicht dabei. Hoffentlich gießt sie nicht zuviel Essig an den Salat. Hoffentlich denkt sie daran, den Herd auszuschalten, usw. usw. Da das weder Ihnen noch Ihrer Arbeit bekommt, und da auch den Kindern Ihre ständig besorgte Miene auf die Nerven geht, sollten Sie Ihre Kinder von klein auf fit für die Küche machen. Kinder halten sich dort sehr gern auf, und sie helfen auch gern mit, wenn sie nicht nur die lästigen Arbeiten aufgedrückt bekommen („Bring mal den Mülleimer runter").

Weitverbreitet ist die Meinung, dass man am besten schnell kocht, während die Kinder nicht dabei sind. Mit dem Ergebnis, dass sie dann dauernd in der Küche herumstehen und beschäftigt werden wollen. Da ist es doch besser, sie gleich beim Kochen mit einzubeziehen und aus der unumgänglichen Nahrungszubereitung eine gemeinsame Beschäftigung zu machen.

Viele Eltern haben Angst, ihre Kinder könnten sich in der Küche verletzen. Es stimmt: Richtig kochen, das geht nur mit scharfen Messern, spitzen Gabeln und Rohkostraspeln, an denen man sich wehtun kann. Aber wie sollen Kinder jemals lernen, damit umzugehen, wenn sie nicht von kleinauf behutsam angeleitet werden? Das verringert übrigens auch die Gefahr, dass sie in einem unbewachten Moment allein mit dem interessanten Gerät herumspielen.

Natürlich ist es wichtig zu wissen, was Kinder in welchem Alter schon können. Deshalb hier eine kleine Übersicht, die allerdings nicht wie eine Gebrauchsanweisung befolgt werden soll, sondern nur Anhaltswerte liefert. Denn jedes Kind entwickelt sich anders. Das eine ist schon ein großer Schnibbler, während das andere noch hingerissen im Quark herumrührt.

1 Jahr: Die Kinder halten sich gern in der Nähe ihrer Eltern, also auch in der Küche auf. Schubladen üben einen unwiderstehlichen Reiz aus. Richten Sie eine untere Schublade, ein Fach im Küchenschrank oder ein Regal mit Küchengeräten für das Kind ein. Holzbretter, Schneebesen, Kochlöffel, Töpfe und Plastikschüsseln sind wunderbare Spielzeuge.

1 1/2 Jahre: Die Kinder fangen an zu „kochen". Geben Sie ihnen ein paar Haferflocken, Rosinen, Brotbröckchen oder etwas anderes, was sie problemlos essen dürfen. In einer Plastikschüssel können sie daraus mittels eines Holzlöffels etwas zusammenmatschen. Freuen Sie sich, wenn Sie hinterher damit gefüttert werden!

2 Jahre: Brote schmieren, beim Plätzchen backen helfen, eine Quarkspeise zusammenrühren – alles das beginnen Kinder jetzt zu lernen. Lassen Sie sie möglichst viel allein machen, z. B. beim Plätzchen backen ein eigenes Stück Teig verarbeiten.

3 Jahre: Während Sie die Kartoffeln schälen, schält Ihr Kind mit viel Akribie seine eigene Kartoffel, zunächst mit einem stumpfen Messer. Auch der Kartoffelschäler darf schon einmal ausprobiert werden. Gemüse putzen macht Spaß: Erbsen pulen, Rosenkohl säubern, Salat zerpflücken – all das kann das Kind schon. Vorsicht ist noch angesagt bei unhandlichem Gemüse wie Kohlrabi. Machen Sie Ihr Kind jedoch allmählich mit schärferen Messern vertraut: Wie werden sie in der Hand gehalten, wo sind sie scharf? Wie müssen sie angesetzt werden? In Ihrem Beisein darf das Kind auf einem Brett mit dem scharfen Messer

1

z. B. Zucchini schneiden. Halten Sie dabei zum Üben zunächst seine Hand.

4 Jahre: Die Frühstückmacher sind am Werk. Mit Ausnahme des heißen Wassers für Tee oder Kaffee und der Brotmaschine können Sie die erste Mahlzeit des Tages komplett dem Kind überlassen. Wenn eine Bäckerei auf derselben Straßenseite ist, holen Vierjährige auch schon allein Brötchen.

5 Jahre: Der Herd lockt. Mit ganz wenig Hilfe (und ganz wenig Fett) backen die Kinder ihren ersten Pfannkuchen oder ein Rührei. Den Salat dazu stellen sie inklusive Salatsauce alleine her. Wenn es dazu noch ein Butterbrot gibt, dann hat das Kind zum ersten Mal allein eine Mahlzeit gekocht.

6 Jahre: Mit dem Eintritt in die Schule eröffnen sich völlig neue Küchenwelten. Die Kinder lernen lesen und rechnen. Dadurch sind sie zunehmend imstande, zuerst mit Anleitung, dann allein kleine Einkäufe zu machen. Sehr beliebt in diesem Alter: Restaurant spielen. Die Kinder schreiben Speisekarten, decken die Tische und bereiten natürlich auch die Gerichte zu, die sie servieren. Sammeln Sie zusammen mit den Kindern Rezepte, die sich zum Nachkochen eignen, in einem Ringbuch.

8 Jahre: Jetzt kommen die letzten Lektionen. Die Bedienung der Brotmaschine (mit Fingerschutz) gehört dazu. Auch der sorgfältige Umgang mit kochendem Wasser und heißem Fett kann unter Anleitung geprobt werden. Übertragen Sie jetzt schon von Zeit zu Zeit oder regelmäßig Ihrem Kind die Verantwortung für eine Mahlzeit.

Tipp: Wenn Ihr Kind schon größer ist, aber bisher noch keine Übung beim Kochen hat, dann können Sie das Programm der vorangegangenen Jahre im Schnelldurchgang erarbeiten. Denn viele manuelle Fähigkeiten sind ja schon durch andere Beschäftigungen entwickelt. Ein Beispiel: Sie müssen einem achtjährigen Kind nicht mehr die Hand führen, wenn es ein scharfes Messer benutzt. Es reicht, wenn Sie ihm zeigen, wie Kartoffeln geschält werden, und sich dann ansehen, wie es die Aufgabe bewältigt.

Ohne Planung geht es nicht

Wochenpläne sind unendlich lästig. Da hat man gerade mal ein bisschen Zeit für sich und soll sich statt dessen überlegen, was in den folgenden Tagen auf den Tisch kommt und was dafür eingekauft werden muss. Doch die unangenehme Planung ist in der Folgezeit äußerst hilfreich. Sieben Tage lang muss nicht mehr überlegt werden „Was koche ich morgen?". Alles steht fest und die meisten Zutaten sind auch schon im Haus. Küchenplan und Einkaufszettel werden am besten zusammen gemacht. Das ist ein Aufwasch. Folgende Überlegungen helfen bei der Planung.

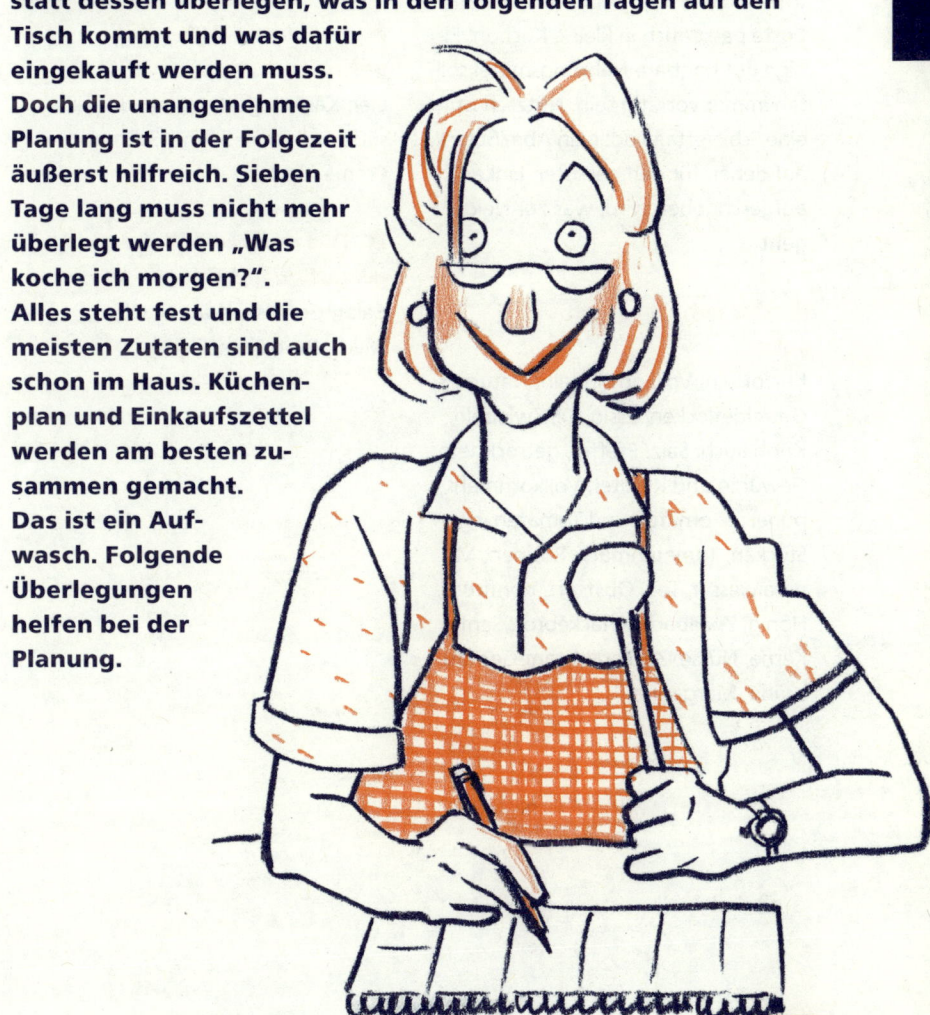

Vorratshaltung

Ganz egal, was auf den Tisch kommt, einige Grundnahrungsmittel müssen immer im Haus sein. Leider ist in den meisten Wohnungen kein Platz für eine richtige Vorratshaltung (z. B. Kartoffeln einkellern). Aber das Wichtigste passt auch in kleine Küchen. Einige gut haltbare Nahrungsmittel sollten immer vorrätig sein. Nützlich ist eine Schiefertafel oder ein Abreißblock, auf denen für den nächsten Einkauf aufgeschrieben wird, was zur Neige geht.

■ Das gehört in Küche und Keller:

Kartoffeln, Vollkornnudeln, Naturreis, Getreideflocken, Essig, Öl, Zwiebeln, Knoblauch, Salz, Pfeffer, getrocknete Gewürze und Kräuter, Vollkornmehl, pürierte Tomaten und Tomaten in Stücken, Tomatenmark, Rosinen, Mineralwasser, Tee, Obstsaft, Konfitüre, Honig, Zwieback, Knäckebrot, Senf, Kerne, Nüsse, Zucker, Instant-Gemüsebrühe, Margarine.

■ Das gehört in die Tiefkühltruhe:

Vollkornbrot, zwei bis drei Sorten Gemüse, ein bis zwei Pakete Fisch, Fleisch, zwei Pakete Butter, einige Päckchen mit Kräutern (Petersilie, Schnittlauch)

■ Das wird wöchentlich gekauft:

Eier, Käse, Jogurt, Quark, Butter, süße und saure Sahne, Schmand, Crème fraîche

■ Das muss zwischendurch gekauft werden:

Salat, Gemüse, Kräuter, Obst, Milch, Brot, Fisch, Fleisch

Der Einkauf

Die geänderten Ladenöffnungs-
zeiten machen es möglich: Der
Großeinkauf am Samstag gehört
der Vergangenheit an. Ein günsti-
ger Einkaufstag ist der Donners-
tag. Dann ist für das Wochenende
schon alles im Haus. Wo Sie einkaufen, das hängt natürlich von Ihren
Vorlieben ab. Es ist jedoch günstig,
nicht nur in der eigenen Wohnge-
gend nach Geschäften zu suchen:

■ In der Nähe des Arbeitsplatzes
gibt es vielleicht ein Lädchen, in
dem Sie in der Mittagspause
schnell etwas kaufen können, das
Sie vergessen haben.

■ Wenn Sie mit dem Fahrrad
oder dem Auto zur Arbeit fahren,
können Sie auf dem Heimweg an-
halten. Sogar ein kleiner Umweg
kann sich lohnen, wenn auf diese
Weise noch gutes Brot oder frischer Salat erhältlich sind.

■ In der Nähe von Freunden,
Großeltern oder der Tagesmutter
einzukaufen, hat den Vorteil, dass
die Kinder nicht mitgenommen
werden müssen.

Tipps:

■ Nicht alles müssen Sie mühsam
selbst nach Hause schleppen. Manches wird auch ins Haus gebracht.
So bieten viele Bio-Läden oder Bio-
Bauern ein Gemüse-Abonnement
an. Einmal in der Woche kommt die
Kiste mit Gemüse der Saison ins
Haus. Getränke werden überall von
Getränke-Märkten geliefert. Der in
der Regel etwas höhere Preis relati-
viert sich durch eingesparte Zeit und
geringeren Aufwand. Mit einem
entsprechenden Gerät können sie
sprudelndes Wasser leicht selbst herstellen. Mit Fruchtsäften vermischt
haben Sie erfrischende Getränke.

■ Nur für die eigene Familie einzukaufen, ist dann Zeitverschwen-
dung, wenn Sie in der Nachbarschaft oder im Freundeskreis Menschen haben oder finden, mit denen
Sie sich beim Einkauf für alle ab-
wechseln können.

■ Wer hat sich nicht schon oft
geärgert, weil nach Feierabend kein
gutes Brot mehr zu bekommen war.
Der einfache Ausweg: Tagsüber vor-
bestellen und auf dem Heimweg ab-
holen. Die Telefon-Nummer Ihres
Bäckers, Ihres Metzgers, Ihres
Gemüsehändlers sollten Sie immer
bei sich haben.

1

Regeln für den Einkauf mit Kindern

Regel Nr. 1

Gehen Sie *ohne* Ihre Kinder einkaufen, zumindest wenn die lieben Kleinen zwischen 1 und 6 Jahre alt sind und wenn Sie außerdem auch noch mehr als ein Kind haben. Es kann der reinste Horror sein: Die Hampelei im Sitz des Einkaufswagens, der Slalomlauf an zig überflüssigen Kinderprodukten vorbei und als Krönung das Gequengel an der Kasse – nein, keine Schokolade, auch nicht ein winziges bisschen – waidwunder Blick aus großen Kinderaugen – missbilligendes Kopfschütteln der Umstehenden. Tun Sie sich das wenigstens beim Wocheneinkauf nicht an, sondern stationieren Sie die Kinder für zwei Stunden bei Freunden, Großeltern, Nachbarn.

Regel Nr. 2

Gehen Sie nicht mit knurrendem Magen und nur mit satten Kindern einkaufen, sonst haben Sie hinterher alles mögliche im Korb, was Sie gar nicht brauchen.

Regel Nr. 3

Drücken Sie Ihren Kindern etwas zu essen in die Hand, bevor Sie ein Lebensmittelgeschäft betreten. Das sättigt nicht nur, es lenkt auch ab.

Regel Nr. 4

Gehen Sie – wann immer möglich – dann einkaufen, wenn die Geschäfte leer sind. Die Konflikte werden dadurch zwar nicht weniger, gehen aber schneller vorbei.

Regel Nr. 5

Lassen Sie die Kinder beim Einkaufen helfen. Schon Dreijährige können einige Dinge, z. B. Nudeln, aussuchen und auch bezahlen. Die Süßigkeiten an der Kasse sind dann auf einmal weniger interessant.

Regel Nr. 6

Beteiligen Sie die Kinder an der Wochenplanung und damit auch an der Zusammenstellung des Einkaufszettels. Wer seine Wünsche berücksichtigt sieht, muss keine Machtkämpfe austragen.

Regel Nr. 7

Wenn es gar nicht anders geht: Gestatten Sie den Kindern, sich eine (aber nur eine!) Süßigkeit auszusuchen. Die äußerst schwierige Auswahl inklusive hin- und hertauschen dauert erfahrungsgemäß so lange wie ein Wocheneinkauf.

Regel Nr. 8

Machen Sie ein Fest aus dem Einkauf! Jawohl, Sie haben richtig gelesen. Am Wochenende, wenn die Zeit mal nicht knapp ist, und schon in aller Frühe die Sonne scheint, bietet ein Wochenmarkt dazu die Gelegenheit. Schwelgen Sie mit Ihren Kindern in Farben und Gerüchen. Kaufen Sie die samtigsten Pfirsiche, den knackigsten Salat. Und erinnern Sie sich daran, dass Einkaufen nicht nur mit Stress zu tun hat, sondern auch mit Sinnlichkeit und der Vorfreude auf ein gutes Essen!

Der Küchenzettel

Alle Eltern (und vor allem alle Kinder) haben ihre Lieblingsgerichte. Deshalb sollen hier nur ein paar theoretische Tipps für die Gestaltung eines Wochenplans gegeben werden:

■ **Für zwei Tage kochen:**
Grundsätzlich sollte ein Gericht eingeplant werden, das sich gut einfrieren lässt, zum Beispiel eine sättigende Suppe. Irgendwann im Lauf der (nächsten) Woche(n) werden Sie mit einem Seufzer der Erleichterung danach greifen.

■ **Lagerzeiten von Gemüse berücksichtigen:**
Natürlich ist es am besten, Gemüse gartenfrisch auf den Tisch zu bringen, denn durch Lagerung gehen Vitamine verloren. In der Praxis lässt sich das nicht immer durchführen. Deshalb ist es wichtig zu wissen, wie lange einzelne Gemüse im Gemüsefach des Kühlschranks aufbewahrt werden können. Hier die wichtigsten Angaben:

– nicht zur Lagerung geeignet
Blattsalate, Spinat, Sprossen

– 2 bis 3 Tage
Artischocken, Blattmangold (im Plastikbeutel), Brokkoli, Champignons,

1

Endivie, Grünkohl, Gurken, Kohlrabi, Rosenkohl, Spargel (in feuchte Tücher gewickelt), Spitzkohl

– 4 bis 6 Tage
Auberginen, Blumenkohl, Chicorée (in feuchtes Papier gewickelt), Mais, Möhren, Paprikaschoten, Tomaten (nicht im Gemüsefach, sondern bei Raumtemperatur), Wirsing

– längere Lagerung möglich
Chinakohl (angeschnitten 1 Woche, sonst länger), dicke Bohnen (bis zu 3 Wochen), Eisbergsalat (1 Woche), Fenchel (gut 1 Woche), Porree (1 Woche), Rote Bete (3 bis 4 Wochen), Rotkohl und Weißkohl (bis zu 14 Tagen, Schnittflächen mit Folie abdecken), Schwarzwurzeln (in Papier einschlagen, 8 Tage), Knollensellerie und Bleichsellerie (8 Tage), Zucchini (bis zu 12 Tagen)

Diese Lagerzeiten müssen bei der Planung des Küchenzettels berücksichtigt werden.

■ **Alternativen zu frischem Gemüse:**
Sauerkraut, Hülsenfrüchte, Sprossen, Tiefkühlkost

■ **Zusatzeinkäufe mitplanen:**
Vor allem gegen Ende der Woche wird es nötig sein, einen Salat oder etwas anderes zusätzlich einzukaufen. Planen Sie bei der Zusammenstellung des Küchenzettels diese Einkäufe mit ein.

Chaosrezepte einplanen

In einem Haushalt mit Kindern, in dem die Eltern auch noch berufstätig sind, lauert das Chaos ständig am Rand des Alltags. Überraschender Besuch, Überstunden im Büro, Krankheit oder auch die einfache Tatsache, dass man vergessen hat, Salat einzukaufen, können die ganze schöne Planung über den Haufen werfen. In diesen Fällen sind die Chaosrezepte das kulinarische Netz, in das sich alle fallenlassen können. Sie bestehen aus Zutaten, die immer im Haus sind und lassen sich ganz schnell zubereiten. Hier zwei bewährte Beispiele:

■ Pfannkuchen

Die Ur-Form des Pfannkuchens (für 4 Personen) besteht aus nichts anderem als Weizenvollkornmehl (250 g), Eiern (2), Milch und Wasser (je 250 ml). Alles wird verrührt, leicht gesalzen und nach und nach in Öl oder Butterschmalz ausgebacken. Wenn mal gar nichts anderes im Haus ist, können alle davon satt werden.

Die Pfannkuchen gewinnen natürlich enorm, wenn noch etwas dazukommt. Zum Beispiel Kräuter, die unter den Teig gehoben werden, oder Käse, der hineingeraspelt wird. Ein Paar Apfelstückchen oder Tiefkühl-Beeren machen aus den Pfannkuchen eine süße Mahlzeit, vor allem, wenn sie – fertig ausgebacken – mit etwas Zucker oder Honig gesüßt werden. Sie vertragen sich aber auch mit Tomaten- oder mit Zucchinischeiben, die in der Pfanne kurz angedünstet werden, bevor sie mit Teig übergossen werden. Maiskörner können darunter-gemischt werden oder irgend etwas anderes, das Sie im Haus haben. Probieren Sie es einfach aus.

■ Resteverwertung

Die Hälfte vom Blumenkohl ist übrig geblieben, ein paar Salzkartoffeln sind auch noch vom Vortag da und irgendwo in einer Ecke des Kühlschranks liegen noch zwei Scheiben gekochter Schinken und ein Stück Käse. Was soll man damit bloß anfangen?

„Wir schlagen einfach ein Ei drüber", sagte man früher. Und so ähnlich machen Sie es auch: Die Gemüsereste (das kann auch ein beliebiges anderes Gemüse sein) zusammen mit dem in Streifen geschnittenen Schinken (bei dem es sich z. B. auch um geräucherte Putenbrust handeln kann) in eine gefettete Auflaufform legen. Reste von Salzkartoffeln, Reis oder Nudeln darüber geben. Alles mit einer Sauce aus einem geschlagenen Ei, einer 3/4 Tasse Milch und etwas Salz und Pfeffer bedecken. Käse darüber raspeln, wenn vorhanden, etwas Vollkorn-Paniermehl sowie einige Butter-flöckchen dazugeben. Schmeckt gut, dieser Auflauf, der im vorgeheizten Backofen (200 °C) ca. 20 Min. über-backen wird.

1

Vorbereitung ist die halbe Mahlzeit

Mit ein paar Handgriffen eine komplette Mahlzeit zaubern. An den Kühlschrank gehen und einen fertigen gesunden Imbiss herausholen, das ist der Traum aller Vielbeschäftigten. Das geht nicht immer, aber mit der richtigen Vorbereitung ist es wenigstens manchmal möglich. Hier sind die wichtigsten Tipps und Rezepte.

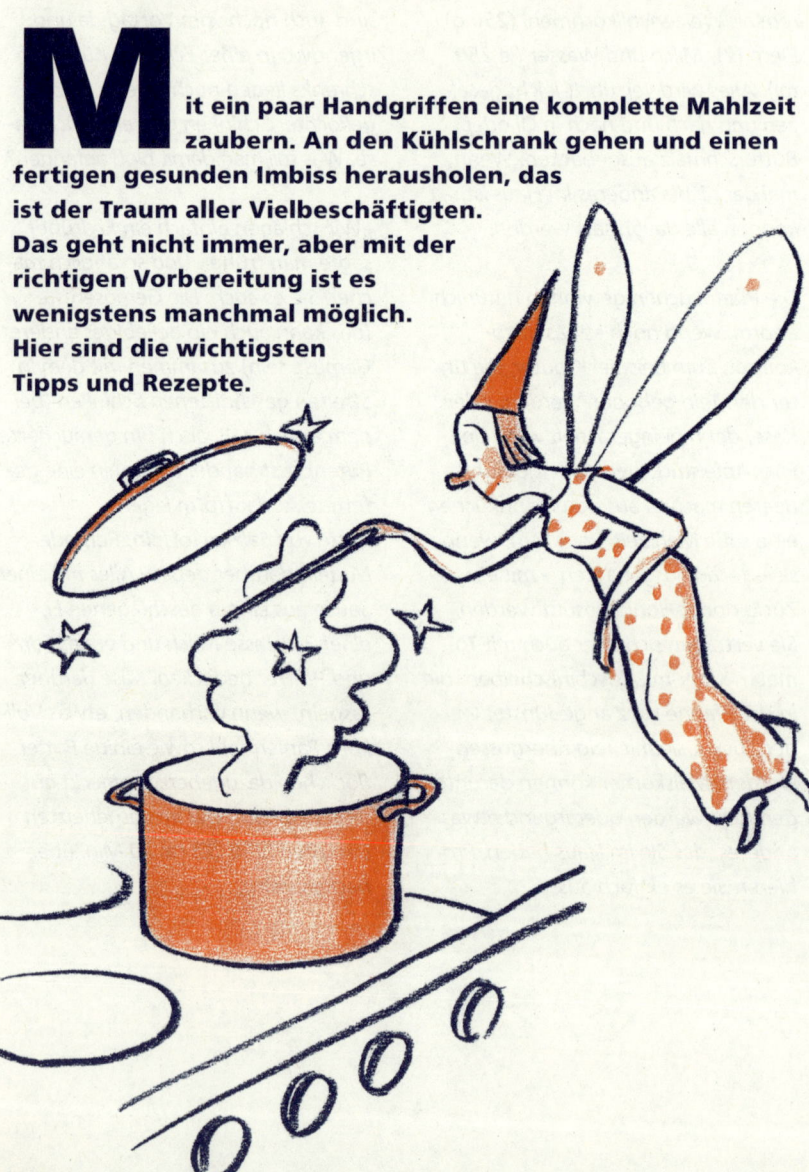

Mahlzeiten teilweise vorbereiten

■ **Pellkartoffeln** können am Abend für den nächsten Tag gekocht und gepellt werden. Sie werden dann zum Beispiel als Bratkartoffeln oder Kartoffelsalat weiterverarbeitet.

■ **Polenta** hält sich im Kühlschrank eine ganze Woche. So wird sie hergestellt:

1 1/2 Liter Gemüsebrühe
1 EL Butter
300 g Maisgrieß

Gemüsebrühe mit Butter zum Kochen bringen. Maisgrieß einrühren. Bei kleiner Hitze ca. 20 Min. garen. Dabei gelegentlich umrühren. In eine ausgespülte Kastenform füllen und erkalten lassen. Umstülpen und zum Verbrauch einzelne Scheiben abschneiden. Sie können z. B. mit Tomatensoße gegessen werden. Oder in Butter gebraten zu einem Salat gereicht werden. Oder mit Käse überbacken und ebenfalls mit Salat gegessen werden.

■ **Salatsoße** hält im Kühlschrank 3 bis 4 Tage. Sie wird im Schraubglas aufbewahrt und muss vor jeder Verwendung kräftig durchgeschüttelt werden. Das **Grundrezept:**

Pro Mahlzeit 1 EL Essig mit Salz, Pfeffer, 1/2 TL Senf und 1 Prise Zucker verrühren. Nach und nach 3 EL Öl hineinrühren. Vor dem Gebrauch nach Geschmack Kräuter (auch TK-Kräuter) oder klein gehackte Zwiebeln hinzufügen.

■ **Rote-Bete-Salat** kann bis zu einer Woche im Kühlschrank aufbewahrt werden:

Die Knollen je nach Größe ca. 20 Min. kochen. Abschütten, erkalten lassen, schälen und würfeln. Mit Salatsoße und gewürfelten Zwiebeln vermischen.

1

Zeit sparen durch Ordnung

■ Vor dem Kochen alle Zutaten und Geräte zurechtstellen.

■ Alle Zutaten, bei denen das nötig ist, unmittelbar nacheinander zerschneiden oder zerkleinern.

■ Mixer und Schneidstab sofort nach Gebrauch reinigen.

■ Kräuter und Gewürze alphabetisch sortiert griffbereit halten. Das erspart die Sucherei.

■ Der Mixer sollte an einem sicheren Platz komplett zusammengesetzt aufbewahrt werden. Noch besser ist ein fester Standort in Reichweite, wenn's der Platz erlaubt. Wenn es beim Kochen schnell gehen muss, kann nichts falsch gemacht werden.

Kochen mit Tricks

■ **Kartoffeln** werden in wenigen Minuten gar, wenn sie vorher in dünne Scheiben geschnitten wurden. Wenn größere Mengen benötigt werden, lassen sie sich gut mit der Brotmaschine kleinkriegen (unbedingt Fingerschutz benutzen).

■ **Tiefkühlpackungen** lassen sich leichter öffnen, wenn sie einen Moment in warmes Wasser gelegt werden.

■ **Tomaten, Mandeln** u. a. lassen sich leicht abziehen, wenn sie mit kochendem Wasser überbrüht werden und etwa eine Minute darin liegen bleiben.

■ **Eiweiß** wird schneller steif, wenn ihm etwas Zitronensaft zugesetzt wird.

■ **Knoblauch** wird zwar feiner, wenn er mit einem Messer und etwas Salz zerdrückt wird. Schneller geht das jedoch mit der Knoblauchpresse. Geben Sie die Zehen ungeschält hinein. So sparen Sie sich nicht nur das Schälen, die Presse ist auch einfacher zu reinigen.

1

■ **Sparschäler** gibt es in unterschiedlichen Ausführungen auch für Linkshänder. Besonders schnell arbeiten Sie mit solchen, bei denen die Klinge quer zum Griff angebracht ist.

■ Selbst gemachte **Spätzle** gehören zu den Lieblingsgerichten vieler Kinder. Sie müssen nicht mühsam vom Brett gehobelt werden, sondern lassen sich mit einem Spätzlehobel oder einer Spätzlereibe sehr schnell herstellen.

■ **Zwiebeln** zum Kochen oder Braten können in größeren Mengen gedünstet oder geröstet werden. Sie halten in der Gefriertruhe 6 Monate.

■ **Käse** bleibt leicht an der Reibe hängen. Wenn sie mit etwas Öl bepinselt wird, lässt sich der Käse besser reiben und die Reibe leichter reinigen.

ERNÄHRUNGS-INFOS UND REZEPTE

Gesunde Ernährung auf die Schnelle – das stellt eilige Eltern jeden Tag vor eine schwierige Aufgabe. Der zweite Teil unseres Ratgebers soll Ihnen helfen, sie zu bewältigen. Mit unseren Tipps bekommen Sie Einkauf, Planung und Vorbereitung in den Griff. Mit unseren Rezepten, die, wenn nicht anders vermerkt, für 4 Personen ausgerichtet sind, sind Sie für viele Gelegenheiten gewappnet – auch wenn's mal gerade wieder drunter und drüber geht.

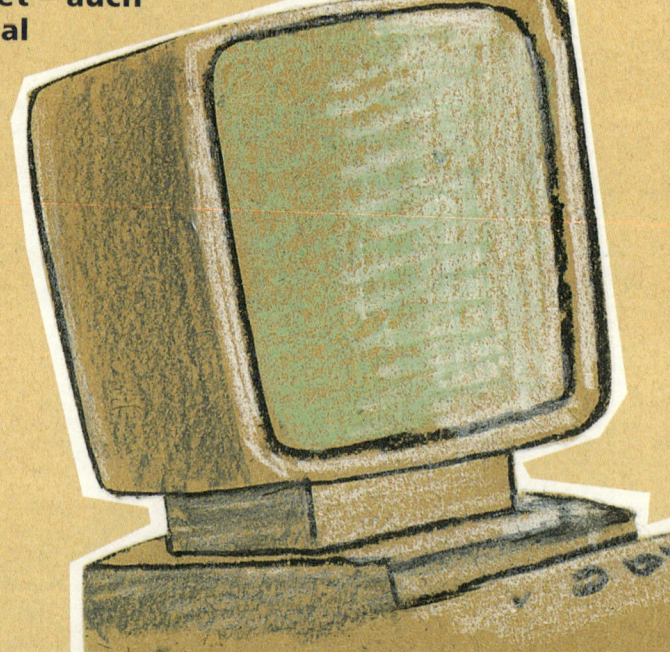

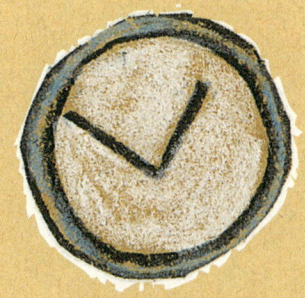

2

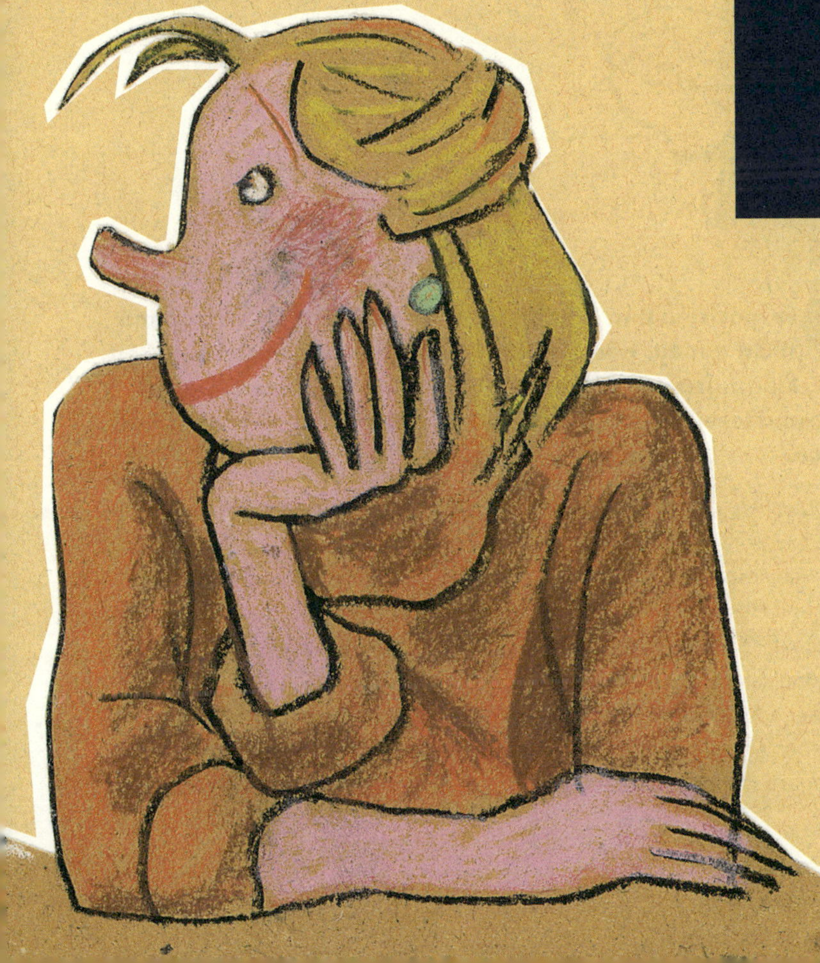

Ernährungsinfos für Überflieger

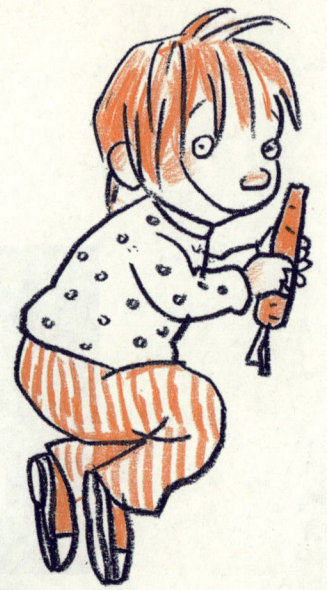

Sie möchten Ihre Kinder gesund ernähren? Sie wissen nur nicht genau, wie das geht? Und Sie haben auch keine Zeit, lange Erklärungen zu studieren? Kein Problem: Schauen Sie auf die Uhr und lesen Sie weiter. In fünf Minuten wissen Sie alles Notwendige.

Kinder brauchen: täglich viel Vollkorngetreide in Form von Brot, Müsli, Nudeln, Reis; insgesamt 5 Portionen Gemüse und Obst, am besten heimische Arten der Saison, Hülsenfrüchte, Kräuter und kalorienfreie Getränke wie Wasser oder Kräutertee; *ebenfalls täglich, aber weniger* brauchen sie Milch, Jogurt, Quark und Käse.

Seltener (bis zu zweimal die Woche) Fleisch, Eier und Fisch, in Mini-Portionen Margarine, Öl und Butter. *Grundsätzlich:* 5 Mahlzeiten (3 große und 2 kleine) über den Tag verteilt, dazu jeweils ein Getränk, z. B. Trink- bzw. Mineralwasser, Fruchtschorlen sowie Kräuter- oder Früchtetees. Und außerdem Abwechslung, Freude am

Essen, Genuss und eine liebevolle, entspannte Atmosphäre während der Mahlzeiten.

Kinder brauchen nicht: Spezielle Kinderprodukte, Lebensmittel mit zugesetzten Vitaminen oder Mineralstoffen, Müsli-Riegel, Fertig-Mahlzeiten, Essen als Erziehungsmaßnahme („Wenn du nicht aufräumst, bekommst du keinen Nachtisch!") und den ständigen Hinweis darauf, dass irgendetwas gegessen werden müsste, weil es gesund ist.

Das war's schon. Jetzt müssen diese Erkenntnisse nur noch in die alltägliche Praxis umgesetzt werden. Drei schnelle Methoden helfen dabei.

Die Schlicht-aber-wirksam-Methode

Sie erfordert nur am Anfang etwas Einübung und funktioniert bald wie geschmiert. Vier der fünf täglichen Mahlzeiten bleiben immer gleich: Morgens gibt es Müsli mit Milch und Obst, zur ersten Zwischenmahlzeit ein kleines Vollkornbrot und ein Stück rohes Gemüse oder Obst, zur Zwischenmahlzeit am Nachmittag eine Quarkspeise mit Obst und am Abend Käsebrote und Rohkostsalat. Für die warme Mahlzeit – sie kann mittags oder abends zubereitet werden – gibt

es einen Fundus von sieben Rezepten, die sich jede Woche wiederholen.

Spätestens nach der dritten Woche ist das Kochen zur Routine geworden – ohne Anstrengung und ohne großen Zeitaufwand. Wem das auf die Dauer zu langweilig ist, der kann den Fundus um einen weiteren Wochenplan erweitern. Oder anfangen, die Gerichte zu variieren.

Alle, die sich mit dieser Methode anfreunden können, finden Rezepte und Variationen im Kapitel „Gesund durch die Woche" und weitere Anregungen auch in anderen Kapiteln dieses Ratgebers.

Die Kombi-Methode

Auch die Kombi-Methode bietet allen Unsicheren festen Halt. Sie ist aber in sich flexibler. Grundlage ist die Nahrungspyramide. Wie in einer Pyramide sind die täglich benötigten Lebensmittel nach ihrer mengenmäßigen Bedeutung aufgebaut.

Die Basis bilden Nahrungsmittel, die Kohlenhydrate liefern: Brot, Getreide, Nudeln, Reis, Kartoffeln. Davon sollte täglich fünfmal gegessen werden, also zu jeder Mahlzeit. Zweimal gibt's Obst und dreimal Gemüse. Milch und Milchprodukte kommen

2

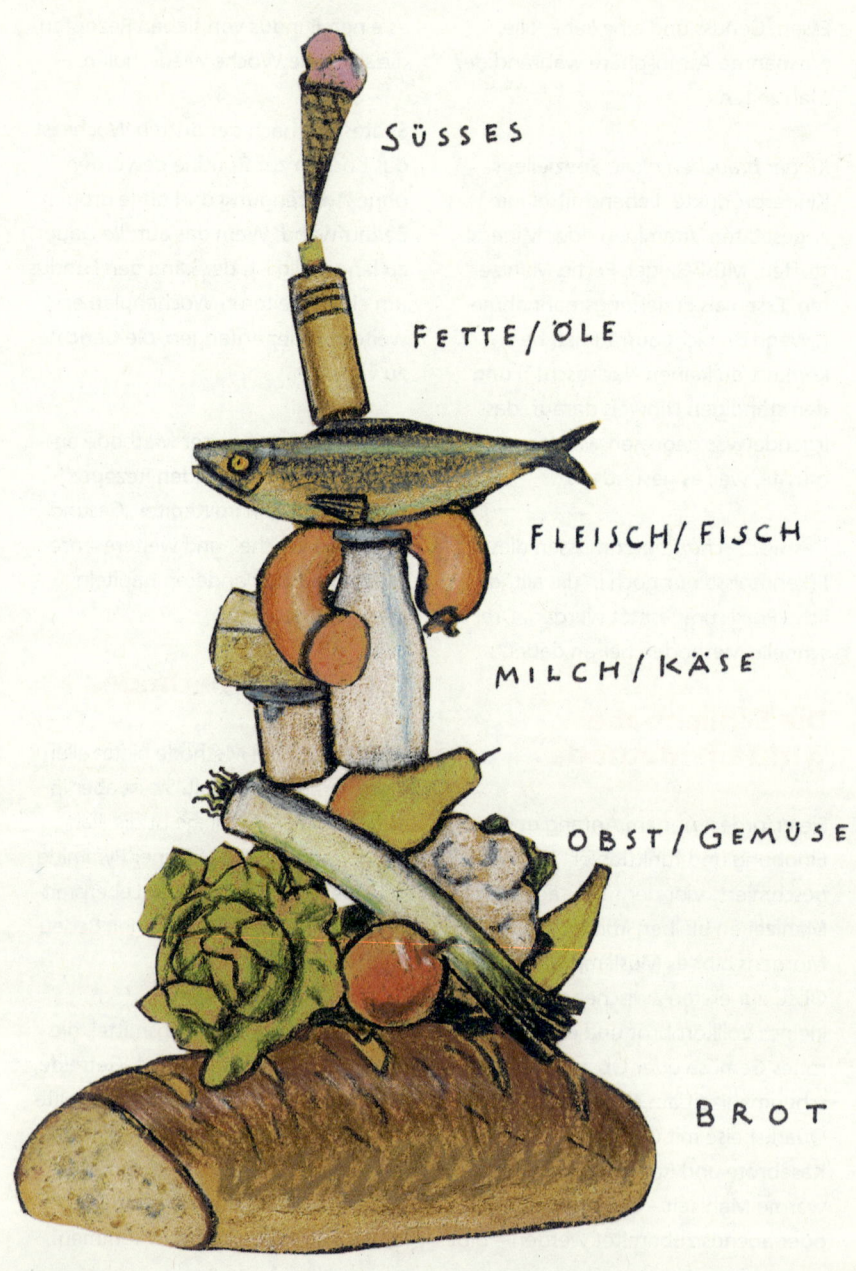

SÜSSES

FETTE / ÖLE

FLEISCH / FISCH

MILCH / KÄSE

OBST / GEMÜSE

BROT

dreimal auf den Tisch. Die Spitze der Pyramide bilden die Gruppen Fleisch/Fisch/Eier (zwei- bis dreimal wöchentlich) sowie Fett und Zucker bzw. Honig. Unter dem Gesichtspunkt der gesunden Ernährung sind letztere zwar nicht nötig. Da Süßes jedoch eine unwiderstehliche Anziehungskraft auf die meisten Kinder (und auch Erwachsenen) ausübt, steigt die Stimmung durch ein leckeres Dessert oder gelegentlich ein Stück Kuchen enorm.

Wie in der Pyramide vorgegeben, werden die Nahrungsmittel miteinander kombiniert. Etwa so: Zum Frühstück Getreideflocken, Obst, Milch. Zum zweiten Frühstück ein Brot mit einem Stück Obst oder Gemüse. Als warme Mahlzeit Nudeln oder Kartoffeln, Gemüse, Käse (z. B. als Auflauf). Am Nachmittag ein Stück Obst und ein paar Vollkornkekse. Und am Abend Brot, Salat und ein Glas Milch. Natürlich können die Anteile auch anders kombiniert werden. Die Grundlage bildet jedoch immer die Ernährungs-Pyramide.

Die Neugier-Methode

Sie ist ideal für alle, die experimentierfreudig und flexibel sind. Sie prägen sich nur die zuvor beschriebenen Grundregeln der gesunden Ernährung ein (Kinder brauchen...), geizen vor allem mit Fett, Salz, Süßungsmitteln – und dann rein in die Vielfalt. Denn wer immer mal Neues ausprobiert, wer unter möglichst vielen Nahrungsmitteln eine Wahl trifft, kann sicher sein, sich und die Kinder mit allen wichtigen Nährstoffen zu versorgen. Immer Wichtig! Das Trinken darf nicht zu kurz kommen. Wenn ein Kind (noch) nicht selbst drauf achtet, müssen es die Eltern tun. So viel Zeit muss auch bei größter Zeitnot sein.

2

Lesetipps: Für alle, die sich ausführlicher mit dem Thema gesunde Ernährung beschäftigen wollen, bieten die Verbraucher-Zentralen einige weitere Ratgeber an. Vor allem für Eltern empfehlenswert: „Bärenstarke Kinderkost" und „Gesunde Ernährung von Anfang an". Die Ratgeber „Vollwertküche – Schmeckt gut, tut gut, schont die Umwelt" wendet sich an Menschen jeden Alters (mit 150 Rezepten).

30 Minuten, die sich lohnen

Wenn Schüler auf Dauer weder frühstücken noch ein Pausenbrot haben, wirkt sich dies zwangsläufig auf die Leistung in und Lust an der Schule aus. Auf das, was ihre Kinder in der Schule essen – oder auch nicht, haben Eltern nicht immer konkret Einfluss. Da bietet das Frühstück zu Hause die beste Gewähr für einen satten Tagesbeginn.

Das Frühstück ist nach wie vor die wichtigste Mahlzeit des Tages. Nach der langen nahrungslosen Nacht sind die Reserven des Körpers aufgebraucht. Er lechzt nach Nachschub. Mit dem 1. und dem 2. Frühstück werden die Lücken gefüllt: Energie, Konzentration und Leistungsfähigkeit sind auf dem Höhepunkt. Darüber hinaus ist ein ruhiger Tagesbeginn die beste Voraussetzung für einen gelungenen Tag. Für diesen guten Start muss niemand kurz nach Mitternacht aufstehen. Mit ein paar Tricks lassen sich kostbare Minuten sparen.

Tipps zum Zeitsparen

■ Am Abend vorher wird der Tisch mit Geschirr und Besteck gedeckt, sowie mit allen anderen Zutaten, die nicht über Nacht kühl gestellt werden müssen.

■ Wenige, aber gesunde Nahrungsmittel reichen für das tägliche Frühstück. Vollkornbrot oder -brötchen, etwas Käse, Jogurt und Obst, ausreichend Getränke wie Milch, Früchte- oder Kräutertee: Was nicht auf dem Tisch steht, muss auch nicht weggeräumt werden.

■ Am schnellsten fertig ist man mit einem Müsli, in das etwas Obst der Saison geschnibbelt wird und das mit Milch oder Jogurt angerührt wird. Im Winter sind ungeschwefelte Trockenfrüchte eine gute Alternative zum Frischobst. Sie werden am Vorabend in etwas Wasser eingeweicht und zum Frühstück klein geschnitten unter das

Müsli gegeben. Manche Fertigmüslis enthalten noch immer zu viel Zucker. Also beim Einkauf auf eine zuckerfreie Mischung achten. Oder selber zusammenstellen. Das kann einmal im Monat auf Vorrat geschehen.

Müsli-Rezepte

1. *Pro Person und Woche werden je 5 EL Hafer- und Roggenflocken, gehackte Haselnüsse und Sonnenblumenkerne gemischt und in einer verschlossenen Dose aufbewahrt. Sie können auch zusätzlich oder alternativ Leinsamen, Kürbiskerne, Sesam, andere Nüsse und Rosinen hinzufügen. Probieren Sie aus, was Ihnen und Ihren Kindern am besten schmeckt.*

2. *Noch zuckeriger als normale Müslis können die bei Kindern äußerst beliebten **Knusperflocken** jeder Art sein. Auch sie lassen sich vollwertig und – an einem verregneten Sonntagnachmittag – auf Vorrat herstellen:*

200 g Getreideflocken, z. B. kernige Haferflocken
je 50 g Sonnenblumenkerne und Kokosflocken
je 50 g Haselnüsse und abgezogene Mandeln
2 Msp Zimt
2 Msp gemahlene Vanille
3 EL Öl
3 EL Honig
100 g Rosinen
50 g Korinthen

Haferflocken mit Sonnenblumenkernen und Kokosflocken mischen. Haselnüsse und abgezogene Mandeln grob reiben oder – schneller – im Blitzhacker zerkleinern. Mit Zimt und gemahlener Vanille unter die Flocken rühren. In einer großen schweren Pfanne Öl und Honig erhitzen und ca. 2 Min. bis zum Sprudeln kochen. Flockenmischung in die Pfanne schütten und sofort umrühren. Bei mittlerer Hitze 5 Min. goldgelb rösten. Dabei öfter umrühren. Rosinen und Korinthen waschen, abtropfen lassen und in die Pfanne schütten. Noch 5 Min. bei kleiner Hitze unter häufigem Umrühren mitrösten, abkühlen lassen. In einem gut schließenden Gefäß kühl stellen. Mit dieser Menge kommen zwei Personen fünf Tage lang über die Runden.

2

Was ist, wenn ....

... Ihr Kind nach dem Aufstehen keinen Bissen herunter bekommt?

Es gibt sie, die Morgenmuffel, deren Magen noch weiterschläft, wenn sie schon aufgestanden sind. Zwang nützt hier wenig. Er verhindert höchstens, dass sich der Spaß am Frühstücken entwickeln kann. Ein Schüsselchen Jogurt mit Obstsaft verrührt, dazu eine Tasse Tee – das rutscht meistens doch. Auch eine Tasse Milch oder Kakao ist besser als gar nichts. Dafür fällt das Schulfrühstück üppiger aus. Wichtig: Auch die Milch sollte nicht beim Schuhezubinden hinuntergestürzt werden. Zehn Minuten am Frühstückstisch sind das Minimum.

... Sie keine Zeit haben, morgens ein Schulfrühstück herzurichten?

Je knapper die Zeit, desto größer ist die Versuchung, dem Kind morgens ein paar Euro in die Hand zu drücken, damit es sich auf dem Schulweg etwas zum Frühstücken kaufen kann.

Dieser Falle können Sie entgehen, wenn Sie das Schulfrühstück am Abend vorher herrichten. Vollkornbrot dünn gebuttert und mit einem Salatblatt belegt, darauf Hartkäse, wie Emmentaler oder Greyerzer, bleibt über Nacht ebenso frisch wie Äpfel oder Gemüsestückchen, wenn sie in einer Dose im Kühlschrank aufbewahrt werden.

... es sich nicht vermeiden lässt, dass Sie und Ihr Kind zu unterschiedlichen Zeiten frühstücken?

Die Gefahr, dass das Frühstück vernachlässigt wird, ist besonders groß, wenn Sie vor Ihrem Kind aus dem Haus gehen müssen. Dagegen hilft ein hübsches Tablett, auf dem das Frühstück angerichtet wird. Es wird neben das Bett oder auf den Essplatz gestellt, mit dem Müsli, dem Obst, dem Tee in der Warmhaltekanne und dem Schulbrot. Wenn dann noch ein liebevoller Gruß auf dem Tablett liegt, kann eigentlich nichts mehr schief gehen.

Ernährung ist keine brotlose Kunst

Brot ist ein Stützpfeiler der gesunden Ernährung. Vor allem, wenn es sich um Vollkornbrot handelt. Und vorausgesetzt, der Belag besteht nicht ausschließlich aus dick gestrichener Leberwurst. Brot enthält zahlreiche wichtige Inhaltsstoffe und es schmeckt je nach Sorte und Zubereitung immer wieder anders. Und weil sich Brot wie kaum ein anderes Nahrungsmittel auch für die schnelle Küche eignet, ist es höchste Zeit sich anzuschauen, was Sie damit alles machen können. Denn es wäre doch zu schade, wenn Ihre Kinder Brot nur als dünn gebutterten Magenfüller zum Rohkostteller oder als Unterlage für Kräuterquark kennenlernen würden.

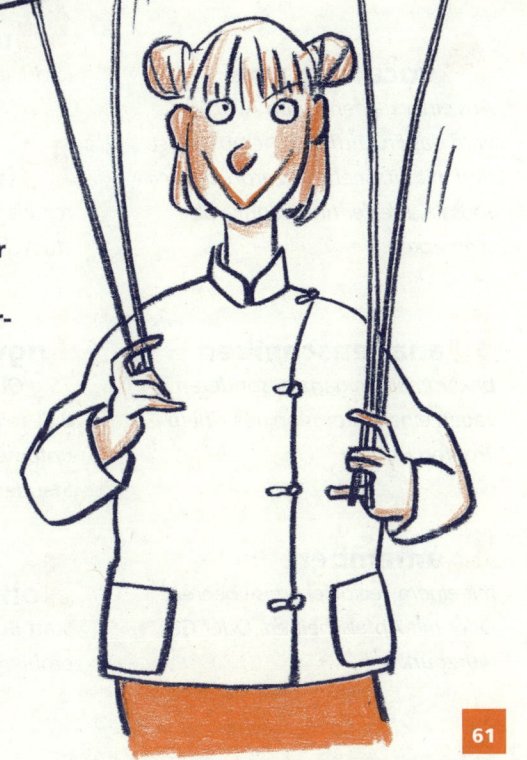

Brotaufstriche und Beläge von A bis Z

Was essen Kinder gerne auf dem Brot? Leberwurst. Und Nuss-Nougatcreme. Beides kann im Rahmen einer vollwertigen Ernährung kaum empfohlen werden. Abwechslung muss her! Damit Ihnen die Einfälle nicht ausgehen, haben wir ein Aufstrich-ABC für Brotbeläge zusammengestellt, das mit Sicherheit ein paar neue Favoriten enthält. Spätestens bei „N" wie Nuss-Nougatcreme. Aber vollwertig!

Avocadocreme

Aus einer halben reifen Avocado wird das Fruchtfleisch herausgelöst und mit Zitronensaft zerdrückt. Mit Jodsalz, Pfeffer und Paprika abschmecken.

Bananenscheiben

bekommen an ganz besonderen Tagen eine Dekoration aus einem Tropfen Honig.

Camembert

mit einem Teelöffel Preiselbeeren. Oder mit Apfelscheiben. Oder Gewürzgurke.

Dillbutter

50 g weiche Butter schaumig rühren. Ein hart gekochtes Ei grob hacken. Ein Bund Dill fein hacken. Alles vermischen.

Eierscheiben

leicht gesalzen und mit Schnittlauchröllchen verstreut.

Forellenfilets

schmecken toll mit einem Klecks Meerrettich.

Gurkenscheiben

leicht salzen und pfeffern.

Hüttenkäse

mit klein geschnittenen, roten Paprikastückchen vermischen.

Ingwer-Dip

75 g Quark mit 1 EL Milch glattrühren. 2 EL feingehackten kandierten Ingwer unterheben. Mit feingehackter zarter Staudensellerie bestreuen.

Johannisbeergelee

Statt Butter Magerquark als Unterlage probieren. Das geht auch mit Konfitüre.

Kartoffelkäse

100 g gekochte Kartoffeln durch die Kartoffelpresse drücken. Mit einem hart gekochten, klein gehackten Ei, 100 g Magerquark, je 50 g Butter und geriebener Gouda und 1 EL Crème fraîche verrühren.

Ein **K**-Rezept für ganz Eilige:
Kresse auf Frischkäse.

Löwenzahnquark

100 g Magerquark, 2 EL geriebene Nüsse und 4 EL gehackte Löwenzahnblätter verrühren. Mit Zucker, Jodsalz, Pfeffer und etwas fein gehackter Zwiebel abschmecken. Mit Paprika bestäuben. Statt Löwenzahn passt auch Rucola.

Eine **L**-Alternative für alle, die Löwenzahn nicht mögen oder nicht vertrauenserweckend vor der Haustür im Garten oder in einer Wiese haben:
Lauch-Kartoffelaufstrich: 1 Stange Lauch und 1 Zwiebel sehr fein hacken und in 1 EL Olivenöl andünsten. 3 gekochte Kartoffeln fein reiben und mitbraten. Unter die noch heiße Masse 1 EL Sahne (oder 2 TL Butter) und 1TL mittelscharfen Senf verrühren. Abkühlen lassen und mit gehacktem Dill, Jodsalz und Zucker abschmecken.

Möhrenbutter

200 g fein geriebene Möhren (fast püriert), 100 g weiche Butter, 50 g Tomatenmark, ggf. 1 EL Öl und 1 zerdrückte Knoblauchzehe zu einer homogenen Masse miteinander verrühren. Mit Jodsalz, Pfeffer und evtl. gehacktem Basilikum würzen.

Für die, die es schärfer lieben, bietet sich eine **Meerrettichcreme** an:
3 EL Quark und 4 EL Sahne gut verrühren. 2 TL frisch geriebenen Meerrettich (oder aus dem Glas) und 1 TL Zitronensaft darunter rühren. Zum Schluß einen fein geriebenen Apfel dazugeben. Nach Geschmack mit Jodsalz abschmecken.

Nuss-Nougatcreme, selbstgemacht

100 g weiche Butter schaumig rühren, mit 100 g gemahlenen Nüssen (z. B. Haselnüsse oder Cashewkerne), 2 EL Kakao, 1 - 2 EL Honig, 1 EL Öl und gemahlener Vanille vermischen. Falls die Masse zu fest ist, etwas mehr Öl hinzufügen. Die Spitze: darunter Nussbrot, darüber gehackte Haselnüsse.

2

Obatzter

Ein reifer Camembert wird mit 1 EL weicher Butter verknetet. Mit Paprikapulver, 1 TL fein gehackter Zwiebel und evtl. etwas Kümmel würzen.

Pfirsichscheiben

auf jungen Gouda legen.

Quark

mit Honig gesüßt. Einige abgezogene Mandeln oder Pistazien in der Pfanne fettfrei rösten und darunter rühren.

Radieschen

in Scheiben geschnitten und mit etwas Schnittlauch bestreut.

Schnittlauchcreme

Ein Bund Schnittlauch in Röllchen schneiden, mit 1 EL Zitronensaft, Jodsalz, Pfeffer und 4 EL Crème fraîche verrühren.

Sprossen

auf dünnen Käsescheiben, Quark oder Hüttenkäse.

Tomaten

in Scheiben schneiden und nach Wunsch mit Jodsalz, Pfeffer, gehackter Zwiebel, Schnittlauch oder Kräutern würzen.

U wie Überbackenes

– siehe Toasts, Seite 65 f.

Verlorene Eier

Wasser leicht salzen, mit einem Schuss Essig würzen und zum Kochen bringen. Die Eier einzeln in eine Schöpfkelle schlagen und vorsichtig in das siedende Wasser geben. Nach fünf Minuten herausheben, abschrecken, die Ränder rund schneiden und auf rund ausgestochene Brotscheiben setzen (– die Reste schon mal „vorkosten„). Mit Kresse garnieren.

Weintrauben

halbieren, entkernen und auf milden Schimmelkäse legen.

Zwetschenmus

mit etwas Zimt bestreuen.

Alles auf einem Brot

Smörrebröd – so nennen die Skandinavier ihre Brot-Arrangements. Als Butterbrot – so die wörtliche Übersetzung – können diese Kunstwerke eigentlich nicht bezeichnet werden. Eher schon als Stilleben. Auf alle Fälle aber als hübsch anzusehendes komplettes Abendessen und als Beweis dafür, dass sich schnelle Küche und appetitliches Aussehen durchaus vereinbaren lassen. Die Grundlage ist immer ein Vollkornbrot. Darauf kommt etwas Butter und ein Salatblatt. Und jetzt wird üppig dekoriert:

■ *Ein paar Streifen Käse mit Weintrauben und Walnusskernen anordnen.*

■ *Scheiben von Tomaten und harten Eiern abwechselnd schichten. Mit Jodsalz und Pfeffer würzen und mit einem Klacks Kräuterquark garnieren.*

■ *Ein Kressenest zwischen Eierscheiben setzen.*

■ *Eine halbe Scheibe gekochten Schinken mit Gurkenscheiben und Backpflaume verzieren.*

■ *Matjes mit Zwiebelringen und Radieschen oder Apfel arrangieren.*

■ *Scheiben von gebratener Hähnchenbrust mit Ananasstückchen servieren.*

■ *Gekochte Spargelspitzen in dünne Scheiben von Lachsschinken wickeln, so dass die Köpfe herausschauen.*

Ein Toast auf die gesunde Ernährung

Keine Lust zum Kochen und trotzdem soll es etwas Warmes sein? Da ist ein überbackener Vollkorn-Toast gerade richtig. Mit einem grünen Salat wird eine komplette Mahlzeit daraus, von Kindern sehr geschätzt und außerdem ein Thema mit unendlich vielen Variationen. Hier sind einige davon:

■ ***Bananentoast** ist ein Kinderfavorit. Die getoasteten Brotscheiben werden dünn gebuttert, mit Bananenscheiben belegt und mit jungem Gouda überbacken.*

■ *Für den **italienischen Toast** wird das Brot mit Tomatenscheiben belegt, die mit Jodsalz, Pfeffer und getrocknetem Oregano gewürzt werden. Mit Mozzarella überbacken.*

2

■ *Rot-grüner Toast* wird mit dünn geschnittenen Paprikastreifen und Tomatenscheiben belegt. Mit Butterkäse überbacken. Mit Schnittlauch und Petersilie bestreuen.

■ *Auf eine dünne Scheibe Putenbrust kommen in Scheiben geschnittene Pfirsiche. Mit Emmentaler überbacken.*

■ *Eine halbe weiche Birne pro Toast in Scheiben schneiden. Preiselbeeren zwischen die Scheiben geben. Mit Camembert überbacken.*

■ *Ganz ohne Käse wird ein **Champignon-Toast** hergestellt. Die Pilze – etwa 50 g pro Toast – werden in Scheiben geschnitten und ein paar Minuten mit Zitronensaft, einer durchgedrückten Knoblauchzehe, Jodsalz und Pfeffer mariniert. Dann auf den gebutterten Toast häufeln und kurz unter den Grill schieben.*

Tipps zum Thema Brot

Brot aus vollem Korn sollte es schon sein. Und das ist in guter Qualität und Auswahl fast überall nur im Bio-Laden bzw. in der Bio-Bäckerei erhältlich. In anderen Läden bekommt man manchmal auf die Frage nach einem Vollkorn-Brot die abenteuerlichsten Getreide-Produkte angeboten. Zwei Brote und einige Brötchen direkt nach dem Einkauf auf Vorrat einfrieren – damit ist wenigstens ein Teil des Problems bewältigt. (Näheres im Kapitel „Lob der Tiefkühlkost"). Alternative: Selber backen. Das dauert natürlich seine Zeit. Leichter geht es – zumindest am Anfang – mit fertigen Backmischungen. Manche Leute kommen auch mit einer Brotbackmaschine gut zurecht, in die die einzelnen Zutaten nur eingefüllt werden müssen. Alles andere – rühren, kneten, gehen lassen, backen – macht sie exakt und alleine. Wer mit der Anschaffung eines solchen Geräts liebäugelt, sollte es vorher ausprobieren.

Bis man eine solche Gelegenheit findet, kann man mal eben das Blitzbrot
backen. Es macht seinem Namen alle
Ehre:

Blitzbrot

400 g Weizen- oder Dinkel-
*   vollkornmehl*
100 g Buchweizenmehl (oder auch
*   Weizen)*
80 g Leinsamen
80 g Sesam
80 g Sonnenblumenkerne
1/2 l lauwarmes Wasser
40 g Hefe
2 TL Jodsalz
2 EL Obstessig
1 EL Öl für die Backform

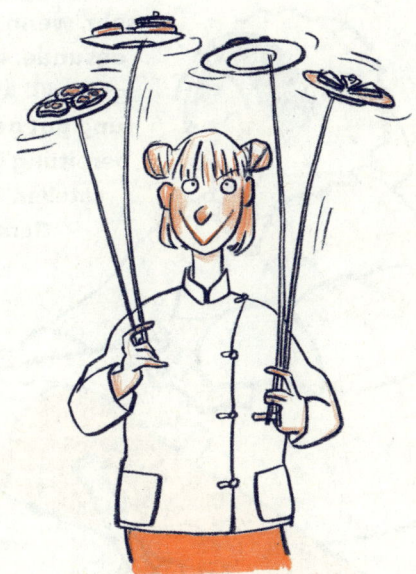

Die Hefe in lauwarmem Wasser auf-
lösen und mit den übrigen Zutaten
kräftig verkneten. Eine Kastenform
fetten und nach Belieben mit Sesam,
Leinsamen oder Haferflocken bestreu-
en. Den Teig hineinfüllen und in den
kalten Backofen geben. Bei 200 °C
etwa 1 Stunde backen.

2

Lob der Tiefkühlkost

Tiefgekühlte Produkte werden in der Vollwert-Ernährung nicht empfohlen, wenn es sich um Fertiggerichte, wie z. B. die heißgeliebte Pizza, handelt. Tiefgekühltes Gemüse u. Ä. ohne weitere Zubereitung gilt als noch empfehlenswert. Die Begründung: Zwar sind solche Waren qualitativ tiptop. Aber um sie herzustellen und die Kühlkette aufrecht zu halten, wird sehr viel Energie verbraucht. Soweit die reine Lehre. In der Praxis erleichtern Tiefkühl-Produkte die Arbeit sehr, wenn man trotz knapper Zeit eine gesunde, warme Mahlzeit auf den Tisch bringen will. Außerdem sind sie für die Vorratshaltung gut geeignet. Richten Sie sich bei der Zubereitung immer nach den Angaben der Hersteller. Zugreifen dürfen Sie vor allem bei Gemüse, Obst und Fisch.

Gemüse und Obst ohne weitere Verarbeitung

Diese Produkte werden direkt nach der Ernte eingefroren, so dass wichtige Vitamine weitgehend erhalten bleiben. Einige Pakete von den Arten Ihrer Wahl sollten Sie immer vorrätig haben. Sehr zeitsparend, da das Putzen und Säubern entfällt.

Nicht geeignet sind dagegen Gemüse- und Obstprodukte, die in irgendeiner Form weiterverarbeitet sind. Sie können zu viel Fett oder Kochsalz bzw. unnötige Zusatzstoffe enthalten.

Fisch

Einmal wöchentlich sollte Fisch auf dem Speiseplan stehen. Gar nicht so einfach, denn frischer Fisch ist nicht überall erhältlich. Hier können Tiefkühlprodukte eine Lücke ausfüllen, auch wenn sie geschmacklich etwas verlieren. Sie sind jedoch frischer als die meisten Fische, die Sie im Inland kaufen können. Tiefgekühlter Fisch wird meist filetiert angeboten, so dass die Kinder sich auch nicht mit den Gräten herumplagen müssen.

Nicht geeignet sind auch hier Produkte, die zu Fertiggerichten weiterverarbeitet sind. Dazu gehören eindeutig Fischstäbchen, auch wenn die Kinder es nicht gerne hören.

Keine Einwände erheben die Ernährungswissenschaftler dagegen, wenn auf Vorrat gekocht und portionsweise eingefroren wird oder wenn Reste eingefroren werden.

2

Tipp: Brot eignet sich hervorragend zum Einfrieren. Wenn es direkt nach dem Kauf und in TK-Folie verpackt in den Tiefkühlschrank kommt, schmeckt es nach dem Auftauen wie frisch vom Bäcker.

Tipps für den Einkauf

■ Tiefkühl-Produkte müssen in den Truhen der Lebensmittelgeschäfte sachgerecht gelagert werden. D. h., die Temperatur muss mindestens minus 18 °C betragen, die Stapelgrenze darf nicht überschritten werden. Wenn kein Thermometer zur Kontrolle in der Truhe liegt, dann hilft ein Fingerdruck auf einer Eiscremepackung. Eiscreme wird schon weich, wenn es nur wenig wärmer ist als -18 °. Gibt sie dem Fingerdruck nach, dann herrschen in der Truhe nicht die erforderlichen Minustemperaturen.

■ Ware in beschädigten Verpackungen sollten Sie liegen lassen.

■ Die Qualität der Produkte sinkt, wenn die Tiefkühlkette auf dem Handelsweg unterbrochen wurde. Bei einigen Nahrungsmitteln, z. B. Erbsen, Suppengemüse oder Beeren, kann man das prüfen. Wenn Sie die Packung schütteln, muss es darin deutlich rappeln. Eiskristalle auf oder in den Packungen weisen ebenfalls auf eine unterbrochene Tiefkühlkette hin.

■ Legen Sie Tiefkühl-Produkte immer zuletzt in den Einkaufswagen, und transportieren Sie sie bei warmem Wetter oder langem Heimweg in einer Spezialtasche.

Tiefkühlen: Welches Gerät brauche ich?

■ Ca. 50 Liter Gefriervolumen pro Person sollte ein Gefriergerät haben.

■ **Gefriertruhen** sind sowohl bei der Anschaffung als auch beim Energieverbrauch preiswerter als Gefrierschränke. Ihr Nachteil: Größerer Platzbedarf und umständlichere Handhabung.

■ **Gefrierschränke** passen auch in kleine Küchen und in ihrem Innern herrscht Ordnung. Ihr Nachteil: Die übersichtlichen Schubladen nehmen viel Raum in Anspruch.

■ **Kühl-Gefrier-Kombinationen** (Kühlschrank und Gefrierschrank zu einem Gerät vereinigt) sind das Richtige für die kleine Küche. Technisch einfache Modelle haben nur ein Kühlaggregat und einen gemeinsamen Regelkreis für die Kühl- und Gefrierteile. Sie sind preiswerter als die Geräte mit getrennten Regelkreisen, haben aber ein geringeres Gefriervermögen und erwärmen sich bei Stromausfall schneller als andere.

■ Das brauchen alle Geräte: Ein optisches oder akustisches Warnsystem für den Fall, dass im Innern die Temperatur ansteigt.

Rund um Tiefkühlkost – auf einen Blick

Vorteile: Das Selbstherstellen von 3- bis 4fachen Mengen ist in der Regel sehr wirtschaftlich. Einschließlich Wiedererwärmen und Servieren können bis zu 45 % an Zeit und bis zu 55 % an Energie gespart werden.

■ **Zum Einfrieren geeignet sind:**
– Suppen, klare und gebundene, z. B. Fleisch- oder Gemüsebrühen als Grund-
  lage für weitere Eintopfgerichte
– Eintopfgerichte, z. B. aus Hülsenfrüchten, Gemüse, Nudeln und Reis
– Fischspeisen, z. B. Fischfrikadellen
– Fleischspeisen, z. B. Braten, Frikadellen, Gulasch, Klopse, Rouladen
– Getreidegerichte, z. B. Nudel- und Reisaufläufe, pikante Backwaren (Pizza)
– Kartoffelpürree

■ **Zum Einfrieren weniger geeignet sind:**
– Pell-/Salzkartoffeln

■ **Tipps für die Zubereitung auf Vorrat:**
– nur beste Rohware verwenden
– vorsichtig würzen, d.h., normal würzen mit Kochsalz, Kapern, Nelken, Zimt,
  schwach würzen mit Knoblauch, Muskat, Paprika, Pfeffer, Zwiebeln
– als Bindemittel Mehl oder Speisestärke verwenden
– erst nach dem Auftauen Sahne, Eigelb oder Milch zugeben
– Eintopfgerichte mit Reis und Nudeln anstelle von Kartoffeln zubereiten
– Fleischgerichte mit Soße einfrieren
– Lagerzeit nicht überschreiten

■ **Lagerzeit von Fertiggerichten:** ca. 2 bis 3 Monate

■ **Geeignetes Verpackungsmaterial:**
– Kunststoffbehälter
– Polyäthylenbeutel oder -folien

■ **Auftauen und Erwärmen:**
entweder im Kühlgerät, im kochfesten Behälter im Wasserbad, im Kochtopf
auf der Kochstelle unter Zugabe von wenig Flüssigkeit oder in entsprechendem Geschirr in der Mikrowelle oder Backofen

2

Rezepte

Spinat

Glücklich die Eltern, deren Kinder Spinat essen. Nicht, weil er so besonders gesund wäre – vor einiger Zeit hat sich herausgestellt, dass der angeblich so hohe Eisengehalt auf einem Kommafehler beruhte. Sondern, weil sich selbst in der Mittagspause noch Spinat mit Salzkartoffeln und Rührei herstellen lässt. Wie das geht, muss Niemandem erklärt werden. Unbekannter und bei Kindern wahrscheinlich beliebter sind

Spinat-Eierkuchen

3 Eier
250 g Weizenvollkornmehl
je 150 ml Milch und Wasser
1 Zwiebel
1 EL Butter
450 g TK-Spinat
8 EL Öl
Muskatnuss
Jodsalz, Pfeffer
2 EL saure Sahne
1 EL Weizenvollkornmehl

Aus Eiern, Weizenvollkornmehl, Milch und Wasser sowie einer Prise Salz wird ein Pfannkuchenteig gerührt, der eine Viertelstunde quellen muss. Die Zwiebel fein hacken und in der Butter an-

dünsten. TK-Spinat dazugeben, nach Anweisung auftauen und garen. Aus dem Teig nacheinander in je 1 EL Öl 8 dünne Pfannkuchen backen. Warm halten. Den Spinat mit etwas Muskatnuss, Salz und Pfeffer abschmecken, saure Sahne dazugeben und mit 1 EL Weizenvollkornmehl, das in etwas Wasser angerührt wurde, binden. Spinatmasse auf den Pfannkuchen verteilen, zusammenrollen und in Ringe schneiden.

Erbsen

Sehr einfach lassen sich Gerichte aus tiefgekühlten Erbsen zubereiten. Sie können zum Beispiel nach Anweisung gegart, leicht gesalzen und gepfeffert, sowie mit einem Teelöffel Butter und gehackter Petersilie verfeinert und auf einem Berg von Kartoffelbrei verteilt werden. Beliebt – nicht zuletzt des hübschen Namens wegen – ist das klassische Erbsen-Reis-Gericht

Risi-Pisi

1 Zwiebel
3 EL Butter
150 g Reis
1/2 l Gemüsebrühe
1 kleines Lorbeerblatt
125 g feine TK-Erbsen
1/2 Tasse Gemüsebrühe
50 g geriebenen Parmesankäse

Zwiebel fein hacken, in 1 EL Butter anschwitzen. Reis und 1/2 l Gemüsebrühe hinzufügen. Mit Lorbeerblatt
würzen. Nach 10 Min. TK-Erbsen dazugeben. Weitere 10 Min. zugedeckt bei
kleiner Flamme köcheln lassen. Bei Bedarf mit 1/2 Tasse Gemüsebrühe auf-
füllen. Parmesankäse und 2 EL Butter
unterrühren.

Gemischtes TK-Gemüse

Es kann sehr vielseitig verarbeitet
werden. Zum Beispiel zu einem ganz
schnellen Auflauf:

Gemüse-Auflauf

1 Zwiebel
1 EL Butterschmalz
1 Pckg. gemischtes TK-Gemüse (300 g)
oder die entsprechende Menge aus einer Großpackung
300 g Nudeln
Jodsalz, Pfeffer
evtl. 1 Prise Thymian
1 Knoblauchzehe
2 EL Crème fraîche
80 g geriebener Emmentaler
Butterflöckchen

Zwiebel fein hacken, in Butterschmalz
andünsten. TK-Gemüse dazugeben
und nach Anweisung auftauen lassen.

Nudeln bissfest kochen. Das Gemüse
nach Geschmack würzen, Knoblauchzehe hineindrücken und mit Crème
fraîche verfeinern. Abwechselnd mit
den abgetropften Nudeln in eine
gefettete Auflaufform schichten.
Emmentaler darüber streuen, einige
Butterflöckchen aufsetzen und für
20 Min. in den auf 200 °C vorgeheizten Backofen schieben.

Fisch

Es müssen nicht immer Fischstäbchen
sein. Auch skeptische Kinder lassen
sich von diesem Rezept überzeugen:

Schollenfilets mit Orangensahne

2 - 3 TK-Schollenfilets pro Person
2 Schalotten
200 g Champignons
1 Zitrone
40 g Butter
1 Orange
8 EL Crème fraîche

Schollenfilets antauen. 2 Schalotten
fein würfeln, Champignons mit kaltem
Wasser abbrausen, zerkleinern und
mit dem Saft der Zitrone beträufeln.
Die Fischfilets in 20 g Butter anbraten,
salzen, pfeffern. Saft der Orange zu-

2

gießen und etwas einkochen lassen. Fisch aus der Pfanne nehmen und warm stellen. Crème fraîche in die Pfanne geben und gleichfalls etwas einkochen lassen.

In einer zweiten Pfanne 20 g Butter zerlassen, die Champignons darin bei starker Hitze schmoren, bis die Flüssigkeit verdampft ist. Filets auf Tellern anrichten, Champignons und Orangensahne darauf anrichten. Dazu gibt es Salzkartoffeln mit gehackter Petersilie bestreut.

Suppen und Eintöpfe

Sie eignen sich oft hervorragend zum Einfrieren. Zwar dauert die Zubereitung manchmal etwas länger. Doch haben Sie bei Bedarf im Handumdrehen eine komplette Mahlzeit auf dem Tisch. Die Zutaten der beiden Rezeptbeispiele sind für 4 Personen berechnet. Sie lassen sich jedoch für die Vorratshaltung beliebig vervielfachen.

Böhmische Kartoffelsuppe

1 kg Kartoffeln
500 g Möhren
250 g Sellerie
150 g Zwiebeln
20 g Butterschmalz
1 l Wasser
Jodsalz
frisch gemahlener schwarzer Pfeffer
1 TL Majoran
1/4 TL Kümmel
1 Knoblauchzehe
Petersilie
evtl. geröstete Brotwürfel

Kartoffeln, Möhren und Sellerie schälen, waschen und würfeln. Zwiebeln fein hacken und in Butterschmalz hellgelb braten. Die Gemüsewürfel dazugeben, Wasser angießen und zugedeckt 1/2 Stunde kochen lassen. Etwa die Hälfte der Kartoffeln und des Gemüses herausnehmen. Die restlichen Würfel im Topf mit einem Schneidstab pürieren. Die herausgenommenen Würfel zurückgeben und die Suppe mit Salz, Pfeffer, Majoran und Kümmel abschmecken. Direkt vor dem Servieren – also nicht vor dem Einfrieren – eine zerdrückte Knoblauchzehe, frisch gehackte Petersilie und evtl. geröstete Brotwürfel zufügen.

Tipp: Die (Rest-)Menge, die eingefroren wird, am besten ganz pürieren, da Kartoffeln oder -stücke nach dem Auftauen in der Regel ihre Konsistenz Richtung glasig und krümelig verändert haben.

Selleriecremesuppe

400 g Sellerieknolle (geschält gewogen)
1 l Wasser
40 g Weizenvollkornmehl
20 g Butter
Jodsalz, Pfeffer
Curry
2 EL Sahne

Sellerieknolle würfeln und in 25 Min. weich kochen lassen. Mit dem Schneidstab pürieren. Weizenvollkornmehl in der Butter anschwitzen. Mit dem Selleriemus und dem Kochwasser aufgießen, kräftig rühren. Mit Salz, Pfeffer, etwas Curry und Sahne abschmecken.

Achtung! Eingefrorene Selleriesuppe vor dem Erhitzen antauen lassen oder in der Mikrowelle ganz auftauen, da sie leicht anbrennt.

Tipp: Die Suppe lässt sich auch mit anderen Gemüsearten, z. B. Blumenkohl oder Möhren, zubereiten.

Tipp: Lecker schmecken dazu auch Brotcroutons: Dafür eine Scheibe Brot in Würfel schneiden und in (Knoblauch-)Butter in einer Pfanne kurz rösten.

2

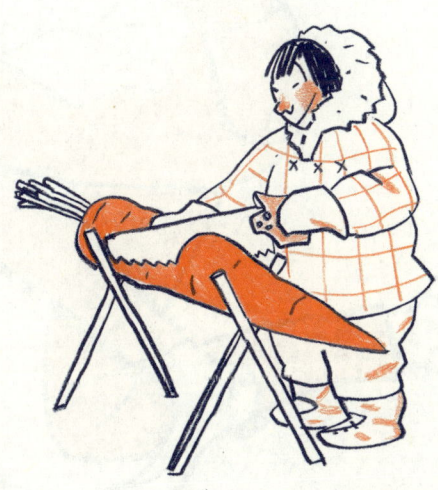

Wenn's wirklich schnell gehen muss

In den letzten Jahren hat sich auf dem Kochbuchmarkt ein Trend entwickelt, bei jedem Rezept die Zubereitungszeit in Minuten anzugeben. Dabei haben die Autorinnen und Autoren die Zeichen der Zeit erkannt: nämlich, dass immer mehr Leute immer weniger davon haben.

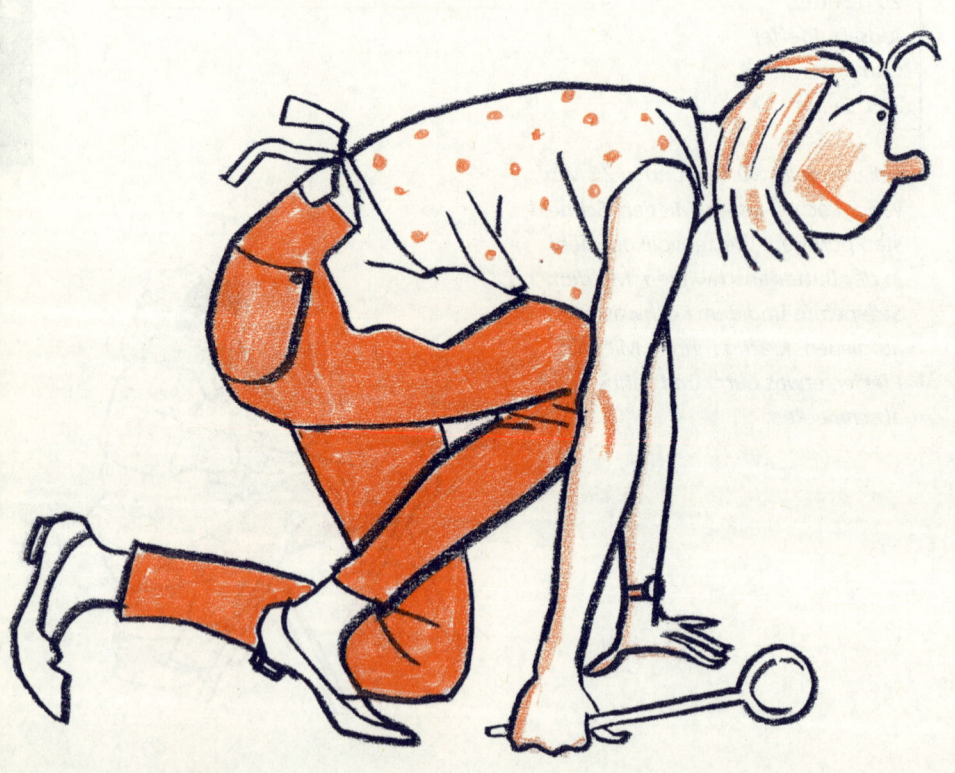

Also überbieten sie sich mit Niedrig-zeitangaben: In 20, 15, 10 Minuten ist das Essen fertig. Wenn der Trend so weiter geht, dann hat sich das Essen bald selbst gekocht, bevor man noch in der Küche ankommt. Verlassen sich der eilige Koch, die gestresste Köchin auf die Angaben, um schnell in der Mittagspause etwas zuzubereiten, dann ist nicht selten Ärger vorpro-grammiert. Die Viertelstunde zum Beispiel, die die Auberginen zum „Schwitzen" brauchen oder Wasser zum Kochen, die wird bei der Zeitbe-rechnung einfach unterschlagen. Bei anderen Rezepten ist zu vermuten, dass die Kochbuchautoren Weltmei-ster im Gemüseschnellschnibbeln sind und davon ausgehen, dass alle ande-ren genauso flinke Finger haben. Während sich Normalsterbliche damit abmühen, die dritte Kohlrabi in gleich große Stücke zu zerteilen, zerfallen langsam die Kartoffeln. Wir haben deshalb einige Gerichte zusammenge-stellt, die Sie wirklich in weniger als ei-ner halben Stunde auf den Tisch brin-gen können. Die meisten Zutaten ha-ben Sie als Vorrat im Haus. Der Rest lässt sich schnell besorgen.

Rezepte

Wirklich schnell gehen eben nur Pell-kartoffeln mit Quark, meinen man-che. Aber wer mag schon Pellkartof-feln mit Quark? Kinder jedenfalls nicht! Oder? Servieren Sie sie doch einmal so:

Pellkartoffeln mit Quark-Fondue

Während die Kartoffeln in ca. 20 Min. weichkochen, stellen Sie alles für ein „Quark-Fondue" auf den Tisch:

500 g Quark mit 5 EL Milch cremig rühren. Eventuell eine Schüssel Jogurt zum Mischen dazu stellen. Nach Geschmack mit Salz und Pfeffer abschmecken. Dazu gibt es in kleinen Schüsselchen gehackte Kräuter und Gewürze. Geeignet sind zum Beispiel: Schnittlauch, Petersilie, Dill, Kerbel oder Borretsch, gehackte Zwiebeln, Tomatenachtel, Kapern, Krabben, Kümmel, Paprikastückchen. Auch Son-nenblumen- und Kürbiskerne sind ge-eignet – Kinder, die jünger als 3 Jahre sind, könnten sich allerdings daran verschlucken – sowie Sesam, Kümmel, Meerrettich, Paprikapulver und alles, was Sie sonst noch so im Haus haben.

2

Tipp 1: Pellkartoffeln aus jungen Kartoffeln müssen, auch wenn sie so heißen, nicht gepellt werden. Es reicht aus, sie vor dem Kochen mit einer Bürste abzuschrubben.

Tipp 2: Wenn selbst zum Kochen der Pellkartoffeln die Zeit fehlt, dann kann man sich auch einmal mit Vollkorn-Crackern behelfen. Ein Paket davon sollte immer im Vorratsschrank sein.

Gemüsesuppe

Rekordverdächtig schnell ist auch eine Gemüsesuppe aus Tiefkühl-Gemüse gekocht.

*2 Pakete Suppengemüse à 300 g
(oder die entsprechende Menge aus
einem Großbeutel)
1 l Gemüsebrühe
Jodsalz, Pfeffer
1 EL Butter
evtl. Parmesan-Käse*

*Das Gemüse wird nach Anweisung in
der Gemüsebrühe gegart. Falls Pellkartoffel-Reste vorhanden sind, werden
sie gewürfelt und in der Suppe heiß
gemacht. Ansonsten können zum
Schluß auch Würfel von getoastetem
Vollkorntoast darüber gestreut werden. Mit Salz, Pfeffer und Butter ab-*

*schmecken. Oder auch einmal frischen
Parmesan-Käse darüber reiben, wodurch die Suppe entfernt an eine Minestrone erinnert.*

Schnelle Nudeln

In Nullkommanichts fertig und dazu ganz nach dem Geschmack von Kindern sind Nudelgerichte. Pro Person rechnet man etwa 100 g und kocht sie nach Packungsvorschrift. Am gesündesten ist es natürlich, wenn Vollkornnudeln verwendet werden. Manche Kinder sind davon jedoch nicht sehr begeistert. Vielleicht lassen sie sich aber mit einer Mischung aus weißen und dunklen Nudeln locken. In Kombination mit einer schnellen, gemüse- und kräuterbetonten Soße sind diese Nudelgerichte ein Stützpfeiler der gesunden Schnellküche. Hier einige Vorschläge:

Spaghetti mit Gemüsesoße

*1 Päckchen TK-Suppengemüse
(à 300 g)
10 g Butter
100 ml Gemüsebrühe
1 Päckchen passierte Tomaten
Jodsalz, Pfeffer
1 Bund Schnittlauch*

Gemüse in der Butter andünsten.
Nach ca. 5 Min. mit Gemüsebrühe
ablöschen und zugedeckt weitere
8 Min. dünsten. Passierte Tomaten
zugeben, salzen, pfeffern und ohne
Deckel wenige Minuten weiter
schmoren. Mit der Küchenschere
Schnittlauch über die fertige Soße
schneiden.

Spaghetti mit kalter Tomatensoße

500 g Flaschentomaten
Jodsalz
3 EL Olivenöl
frisch gemahlener Pfeffer
1 Bund Basilikum
evtl. frisches Oregano

Die Flaschentomaten werden gehäu-
tet, entkernt und gewürfelt. Man lässt
sie gut in einem Sieb abtropfen, gibt
sie in eine Schüssel, schmeckt sie mit
Salz ab und lässt sie einen Moment
ziehen. Danach pürieren, mit dem
Olivenöl vermischen und mit frisch
gemahlenem Pfeffer abschmecken.
In Streifen geschnittene Basilikumblätter und eventuell frisches Oregano
darüber streuen.

Spaghetti mit Öl, Knoblauch und Petersilie

500 g Spaghetti
3 EL Olivenöl
4 Knoblauchzehen
1 Bund Petersilie

Die Spaghetti nach Vorschrift kochen.
Olivenöl in einem Pfännchen erhitzen.
Die geschälten Knoblauchzehen darin
bräunen und wieder herausnehmen.
Das Öl über die heißen abgetropften
Spaghetti gießen. Feingehackte
Petersilie darüber streuen und leicht
schütteln.

2

Gemüse naturell

„Schnell" sind auch Gerichte, für die
fast keine Vorbereitung notwendig
ist. Einfach in den Kochtopf werfen,
gar werden lassen, fertig. Die beiden
folgenden Beispiele sind bei Kindern
sehr beliebt, weil sie dabei einmal
Pause von den üblichen Tisch-Sitten
machen können.

Maiskolben

Pro Person 1 Maiskolben in kochendem Salzwasser 20 Min. kochen lassen. Abtropfen lassen. Lassen Sie das
Gemüse ein wenig abkühlen, damit

sich die Kinder bei der nun folgenden Knabberei nicht den Gaumen verbrennen. Servieren Sie die Kolben mit Vollkornbrötchen, die mit Knoblauchbutter bestrichen sind. Sehr gut schmeckt es, wenn die bestrichenen Brötchen im Backofen erwärmt worden sind.

Artischocken

Je nach Größe pro Person 1 bis 2 Artischocken in Salzwasser weich kochen. Das dauert je nach Größe 20 bis 30 Min. Wenn sich die Blätter leicht abzupfen lassen, sind sie gar. Artischocken werden mit einer Soße serviert. Da hinein tunkt man die einzelnen Blätter und streift das Fleisch mit den Zähnen ab. Das Heu wird entfernt, der Boden darunter schmeckt besonders gut.
Als Soße geeignet sind z. B. eine Vinaigrette (s. Kapitel „Vorbereitung ist die halbe Mahlzeit") oder auch ein Jogurt, gewürzt mit Salz, Pfeffer und Kräutern nach Geschmack.

Rote Bohnen

Hochgelobt und wenig gegessen – das ist das Schicksal der Hülsenfrüchte. Ein Grund für diese von Ernäh- rungswissenschaftlern beklagte Tatsache liegt in der langen Zubereitungszeit dieser Nahrungsmittel. Rezepte, die so beginnen „Weichen Sie 250 g weiße Bohnen über Nacht ein" werden von Leuten mit wenig Zeit meist nur bis zu diesem Punkt gelesen. Sie können es sich aber auch leichter machen. Bohnen gehören zu den Nahrungsmitteln, die durch Konservierung nur wenig an Qualität und Geschmack einbüßen. Und dadurch werden sie zur schnellen Wahl für ein kleines Abendessen.

Rote Bohnen-Salat

1 Dose Rote Bohnen
(250 g Abtropfgewicht)
1 mittelgroße Zwiebel
3 EL Rotweinessig
3 EL Öl
1/2 TL Jodsalz
frisch gemahlener Pfeffer
1 Msp. Chilipulver

Die Bohnen gut abtropfen lassen und kurz mit warmem Wasser abspülen, Zwiebel fein hacken. Aus Rotweinessig, Öl, Salz, frisch gemahlenem Pfeffer und Chilipulver eine Sauce rühren. Die Zwiebel und die Bohnen hineingeben und ca. 1 Stunde bei Zimmertemperatur durchziehen lassen.

Rote Bohnen mit Schafskäse

2 Dosen Rote Bohnen
(je 250 g Abtropfgewicht)
2 EL Rotweinessig
4 EL Olivenöl
Jodsalz
frisch gemahlener schwarzer Pfeffer
2 Knoblauchzehen
4 Salatblätter
250 g griechischer Schafskäse
Oregano

Die Bohnen abtropfen lassen und abspülen. Aus Rotweinessig, Olivenöl, Salz, Pfeffer und den zerdrückten Knoblauchzehen eine Marinade rühren und die Bohnen damit vermischen. Die Salatblätter waschen, trocknen und auf Teller verteilen. Den Bohnensalat hineinfüllen. Den Schafskäse vierteln und darüber bröseln. Mit etwas Pfeffer und Oregano bestreuen.

Tipp: Wenn mal wirklich keine Zeit da ist, um etwas zum Essen zuzubereiten, dann geben Sie Ihren Kindern eine oder zwei Scheiben Vollkornbrot mit etwas Butter und ein Stück rohes Gemüse in die Hand. Das ist keine Verlegenheitslösung, sondern eine vollwertige kleine Mahlzeit.

Extra-Tipp: Konserven haben in der Vollwert-Ernährung einen schlechten Ruf. Selber machen und frisch kochen sind angesagt. Das heißt aber nicht, dass Sie anfangen müssten, Ihr Sauerkraut selbst zu stampfen. Einige verarbeitete oder konservierte Nahrungsmittel werden durchaus akzeptiert. Das sind neben Sauerkraut auch andere sauer konservierte Gemüse, z. B. Bohnen oder Gewürzgurken. Über Tiefkühlkost wurde im vorigen Kapitel berichtet. Manche Gemüse bieten sich bei Zeitnot auch als Konserve an. Das sind vor allem Hülsenfrüchte, aber auch Mais und Tomaten. Im Handel werden heute auch schon Vollwert-Fertiggerichte angeboten, Vollkornknödel etwa oder Getreidebratlinge. Sie finden solche Waren im Bio-Laden oder in den Bio-Regalen von Kaufhäusern und Supermärkten.

2

Was kann die „Schnelle Welle"?

Kaum ein Küchengerät hat so heftige Diskussionen ausgelöst wie die Mikrowelle. Für die einen ist sie der Inbegriff des Fortschritts, für die anderen ein Frevel an Gesundheit und Esskultur. Ob von den Geräten tatsächlich gesundheitliche Gefahren ausgehen, ist bis heute nicht endgültig geklärt. Experten raten zu einigen Vorsichtsmaßnahmen als Schutz gegen die Leckstrahlung. So sollen Kinder nicht direkt ins Sichtfenster schauen, wenn das Gerät in Betrieb ist, da die Augen besonders gefährdet sind. Ein Sicherheitsabstand von 10 Zentimetern ist auch für Erwachsene empfehlenswert. Darüber hinaus sollten die Türdichtungen peinlich sauber gehalten werden. Nach einer eventuellen Beschädigung, z. B. durch Sturz oder Stoß, müssen die Geräte überprüft werden. Ansprechpartner sind die Technischen Überwachungsvereine. (Da die Messungen häufig kostenlos sind, wenn man das Gerät selbst hinbringt, sollte man sich vorher entsprechend vergewissern.)

Wenn Sie sich ein Mikrowellengerät zulegen wollen, sollten Sie überlegen, zu welchem Zweck Sie es brauchen. Sologeräte sparen Zeit und Energie beim Auftauen und Erwärmen kleiner Portionen. Kombinationsgeräte ermöglichen es auch, zeitsparend zu backen, zu braten oder zu grillen. Ein Braten zum Beispiel ist in ca. 2/3 der üblichen Zeit gar. Allerdings sind diese Geräte auch um etliche Euro teurer als Sologeräte.

Noch ein letzter Hinweis: Die Verbraucher-Zentralen warnen immer wieder davor, Milch für's Baby in der Mikrowelle zu erhitzen. Das Fläschchen fühlt sich kühl an, die Milch darin ist kochend heiß. Gefürchtet sind auch die sogenannten „Hot Spots", besonders heiße Stellen in den Nahrungsmitteln, die dadurch entstehen, dass sich die Wärme bei zu hoher Leistungsstufe nicht gleichmäßig und schnell genug verteilt. Auch Babybrei sollte deshalb vor dem Füttern immer umgerührt und probiert werden.

Flinke Geräte

Küchengeräte sollen Zeit sparen. Sie tun es nur nicht unbedingt, weil mit ihrem Aufbau und der Reinigung oft ein ziemlicher Aufwand verbunden ist. Hier eine Übersicht darüber, was wirklich nützlich ist.

■ **Schnellkochtopf:** Bis zu 70 Prozent Zeit kann beim Kochen mit dem Schnellkochtopf im Vergleich zu herkömmlichen Methoden gespart werden, und zwar vor allem bei größeren Mengen und bei Speisen, die lange zum Garen brauchen.

■ Wer sich mit dem Schnellkochtopf nicht anfreunden kann, sollte die **Kochtöpfe** immer gut **mit passenden Deckeln** verschließen. Auch das spart Kochzeit. Empfehlenswert ist es auch, größere statt kleinere Töpfe zu verwenden, die Hitze verteilt sich dann schneller und gleichmäßiger, das Essen wird schneller gar.

■ **Wasserkocher:** Sie sind in puncto Schnelligkeit – und damit auch im Energiesparen nicht nur dem Herd überlegen, sondern schlagen z. T. sogar die Mikrowelle Praktisch z. B., um zwischendurch mal eine Tasse Tee aufzugießen.

■ **Handrührgeräte** (mit Schneidstab) gehören zur Grundausstattung. Vor allem für den kleinen Haushalt sind sie besser geeignet als große Küchenmaschinen, die teilweise sehr umständlich zu bedienen und zu reinigen sind. Sie nehmen nicht nur wenig Platz weg, sondern sind auch schnell einsatzbereit.

■ Ein elektrischer Zerkleinerer, auch **Blitzhacker** genannt, kriegt im Nu Kräuter, Nüsse u. Ä. klein.

■ Eine **elektrische Zitruspresse** lohnt sich für alle, die häufig Apfelsinen und Zitronen auspressen.

■ **Mandelmühlen** eigen sich auch optimal zum Reiben von Parmesankäse. Sie dürfen aber keinen Gummifuß haben, sondern müssen fest angeschraubt werden können.

■ Ein **Eierschneider** zerlegt nicht nur hartgekochte Eier in makellose Scheiben, sondern auch Champignons.

■ *Tipp:* Zeitsparend ist es auch, wenn Sie die Geräte sofort nach Gebrauch säubern. Dann müssen Sie Verkrustungen nicht mühsam entfernen.

2

Manchmal geht es langsam schneller

Dieses Kapitel könnte auch heißen: Der verkannte Römertopf. Denn das einfache und preiswerte Kochgerät, über das man so gut wie nie mehr etwas hört, sollte unbedingt zur Küchenausstattung gehören. Es vereint vier unschätzbare Vorzüge miteinander:

1. Das Essen aus dem Römertopf ist geradezu atemberaubend gesund. Die Nährstoffe bleiben weitgehend erhalten, der Fettverbrauch ist minimal.

2. Auch wenn die Garzeiten lang sind, ist der Römertopf doch zeitsparend. Nach der Vorbereitung des Gerichts – Gemüse zerkleinern u. Ä. – kann man ihn für zwei Stunden vergessen, und in dieser Zeit etwas völlig anderes erledigen. Der Herd muss nicht gesäubert werden, auch das spart Zeit.

3. Nichts kann schiefgehen, nichts kann anbrennen. Deshalb nimmt der Römertopf auch Anfängern und Kochmuffeln die Angst.

4. Das Ergebnis schmeckt auch noch umwerfend, weil das Aroma der Speisen voll zur Geltung gebracht wird. Der Topf ist porös. Das Geschirr wird vor Gebrauch mit Wasser vollgesogen und der im Backofen entstehende Dampf hält die Speisen saftig. Und noch ein Vorteil: Wenn das Essen vorbereitet ist, können größere Kinder rechtzeitig den Herd einstellen. Wenn Sie nach Hause kommen, ist alles schon fertig.

Es soll nicht verschwiegen werden, dass der Römertopf auch Nachteile hat. Er ist nur für den Backofen geeignet und verträgt keine größeren Temperaturunterschiede. Wenn er aus dem Backofen kommt, muss er auf ein Kuchengitter, ein trockenes Holzbrett oder ein trockenes zusammengerolltes Handtuch gestellt werden. Auch ein höherer Energieverbrauch ist in Kauf zu nehmen, weil das Wasser verdunstet werden muss. An manchen Tagen ist der Tontopf jedoch ideal: Während Sie die halbe Wohnung putzen oder in aller Ruhe mit dem Kind spielen, bereitet sich das Essen quasi von selbst zu.

Welcher Topf ist geeignet?

Es gibt Spezialgeräte für alle Lebenslagen. Für den Hausgebrauch reicht jedoch zunächst die Standardform. Vorbehandelt wird der Topf nach Anweisung. Bei den heutigen Töpfen ist stundenlanges Wässern nicht mehr nötig. Abspülen vor dem Kochen reicht meist aus. Ein glasierter Boden ist vorteilhaft, da er das Ansetzen verhindert.

Bei allen Gerichten aus dem Römertopf wird grundsätzlich die Form in den kalten Ofen gestellt. Die Gerichte werden bei 220 Grad gegart, falls nicht etwas anderes angesagt ist.

Fleisch spielt in der Vollwert-Ernährung keine tragende Rolle. Ein- bis zweimal wöchentlich – öfter sollte es nicht auf dem Tisch stehen. Mit dem Römertopf kann mageres Fleisch so zubereitet werden, dass es saftig bleibt.

Rezepte

Gemüsehähnchen

1 Hähnchen
Jodsalz, Pfeffer
Gewürze nach Wahl, z. B. einige Zweige frischer Thymian, 1 Bund Petersilie oder 1 TL Trockenkräuter
1 Tasse Hühnerbrühe (125 ml)
500 g Gemüse nach Wahl, z. B. Fenchel, Paprika, Lauch, Bohnen, Pilze, Erbsen
evtl. ein Schuss Sahne

In den gewässerten Römertopf wird das von innen und außen gewürzte Hähnchen hineingegeben.
Gießen Sie die Brühe auf und umlegen Sie das Hähnchen mit Gemüsen. Bohnen und Lauch geben einen herzhaften Geschmack. Pilze und Erbsen gestalten das Gericht mild.
Jetzt den Deckel schließen, den Topf in den Backofen stellen und das Ganze für 2 Stunden vergessen.
Auf diese Weise wird das Huhn mehr gedünstet, die Haut kann hinterher abgezogen werden. Die Gemüse werden dazu serviert. Oder sie werden durch die flotte Lotte gedreht, abgeschmeckt und mit einem Schuss Sahne verfeinert. Das ergibt eine wunderbare Soße für Pellkartoffeln oder Vollreis.

2

Wer es gern knackiger mag, verzichtet auf die Zugabe von Gemüse und lässt das Hähnchen die letzten 10 Minuten ohne Deckel braun werden. Dann gehört ein Salat dazu.

Köstlich schmeckt auch:

Lammfleisch aus dem Römertopf

750 g Fleisch von der Lammkeule
Honig
4 EL Öl
1/2 TL Zimt
2 TL Jodsalz
Pfeffer
1/4 l Hühnerbrühe
1 Zitrone
3 Gewürznelken
Minzeblätter

Das Fleisch wird dünn mit Honig bestrichen (geht am besten, wenn das Fleisch nicht eiskalt und der Honig flüssig ist). Öl mit Zimt, Salz und etwas Pfeffer verrühren. Fleisch darin ein bis

zwei Tage im Kühlschrank ruhen lassen. Gelegentlich umdrehen. Braten in der Hühnerbrühe, dem Zitronensaft plus Gewürznelken und einigen Minzeblättern in ca. 2 Std. bei 200 °C gar köcheln. Dazu passen Polenta, Couscous, Reis. Als Gemüse neben grünen Bohnen z. B. Fenchel mit Käse überbacken.

Natürlich können Sie auch Gerichte ohne Fleisch im Römertopf herstellen. Zum Beispiel diese:

Überbackener Blumenkohl

1 großer Blumenkohl
1/4 l Gemüsebrühe
1 Msp. Muskatnuss
250 g Käse (Chester 45 %)

Blumenkohl in Röschen teilen, in die Tonform geben, mit Brühe übergießen, Muskatnuss darüber stäuben. 10 Min. vor dem Ende der Garzeit mit Käse belegen und offen überbacken. Dazu Salzkartoffeln reichen.

Frühlingsquark-Auflauf

500 g Magerquark
4 Eier
50 g Parmesankäse
1 1/2 Tassen fein gewiegte Kräuter
(Dill, Melisse, Estragon, Kerbel, Brun-
nenkresse, Petersilie, Schnittlauch,
aber möglichst nicht alles auf einmal)
1/2 Tasse Semmelbrösel
Jodsalz, Pfeffer
2 EL Semmelbrösel
Butterflöckchen

Quark mit Eiern, frisch geriebenem
Parmesan, Kräutern und 1/2 Tasse
Semmelbrösel vermischen. Mit Salz
und Pfeffer abschmecken und ab in
den Tontopf, 2 EL Semmelbrösel
darüber geben sowie einige Butterflöckchen und für 60 Min. bei 220 °C
in den Ofen. Dazu: Salat.

Champignons pur

Pro Portion 200 bis 250 g kleine
Champignons putzen, d.h. die Stielen-
den abschneiden und leicht abbrausen
oder den Deckel mit einem Pinsel sauber putzen. In den gewässerten Römertopf geben, leicht salzen und pfeffern. In den kalten Backofen geben
und bei 200 °C 90 Min. garen. Dazu:
gebuttertes Weizenvollkornbrot.

Das hört sich verrückt an, vor allem,
da Champignons eigentlich zu den
Nahrungsmitteln gehören, die sehr
schnell zubereitet werden können.
Dieses Gericht schmeckt aber so köstlich, so pur nach Pilz und ist so kalorienarm (für den Fall, dass die Familie
gerade ein paar üppige Festtage hin-
ter sich hat), dass Sie es durchaus einmal ausprobieren sollten.

2

Roh macht froh

Wie gesund Rohkost ist, darüber muss hier eigentlich kein Wort mehr verloren werden. Die Hälfte der täglichen Nahrung sollte nach den Prinzipien der Vollwertküche als „unerhitzte Frischkost" gegessen werden. Obst und Gemüse an erster Stelle, aber auch Nüsse, Kräuter, Frischkorn und anderes. Wie praktisch für alle Eltern, die wenig Zeit haben! Kohlrabi schälen und zerteilen – und schon haben sie wieder ein gutes Gewissen. Da die meisten Kinder auch noch gern etwas Rohes knabbern, treffen hier Theorie und Praxis ideal zusammen. Es müssen ja nicht immer geschälte Möhren sein: Hier sind ein paar Tipps für Rohkost zu jeder Tageszeit.

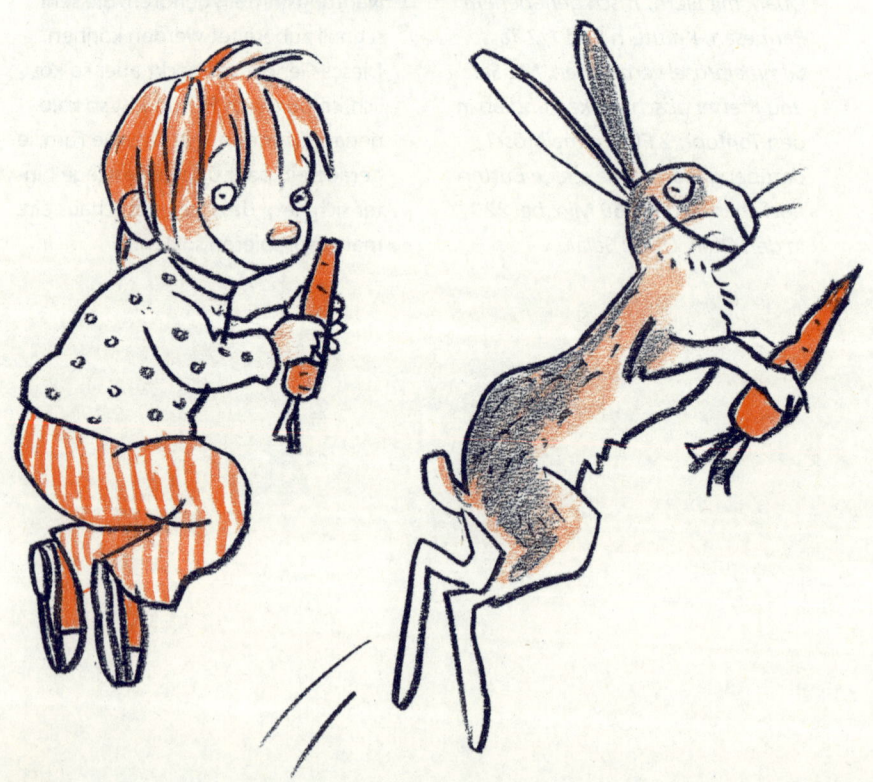

Frühstück

Zum Frühstück mögen die meisten Menschen nicht so gerne Radieschen. Obst ist angesagt. Es kann geraspelt oder klein geschnitten unters Müsli gemengt werden (Äpfel, Birnen), steht morgendlichen Kaumuffeln ausgepresst zur Verfügung (Orangensaft), wird Essfaulen mundgerecht serviert (Trauben, Blaubeeren), ist die saftige Ergänzung zum Vollkornbrot (Mandarine, Ananas) oder kommt schon morgens dem Spieltrieb kleinerer Esser entgegen, die nach Herzenslust in ihren Melonenvierteln herumstochern dürfen.

Zweites Frühstück

Das zweite Frühstück für Kinder ist das berüchtigte Pausenbrot, das angeblich immer im Papierkorb verschwindet, sobald ein Kiosk in der Nähe süße Zahnkiller anbietet. Nicht, wenn es eine *Rappelkiste* gibt! Das ist eine Frühstücksdose, die durch aufgeklebte Buchstaben oder ein Symbol unverwechselbar zu Ihrem Kind gehört, und in der jeden Tag etwas anderes rappelt. Zum Beispiel Möhrenstückchen mit Nüssen gemischt. Oder verschiedenfarbige Paprikawürfel (es gibt nicht nur rote, grüne, gelbe, sondern auch orangefarbene). Oder die weichen Roten und die harten Roten (Cocktailtomaten und Radieschen gemischt). Oder kleine Spießchen (Zahnstocher), auf die abwechselnd Gurken- und Melonenstückchen gesteckt sind. Oder selbstgemischtes Studentenfutter aus verschiedenen Nüssen und Rosinen. Oder Weintrauben und Sonnenblumenkerne. Ein gebuttertes Vollkornbrot ergänzt die Rappelkiste.

2

Warme Hauptmahlzeit

Bei der warmen Mahlzeit gibt es Rohkost meist als Salat oder nicht erhitztes Gemüse. Niemand hat etwas dagegen, wenn das Kind vorher schon herumnascht, zum Beispiel sich Stückchen vom Eisbergsalat und von der Kohlrabi in den Mund steckt, und wenn's denn sein muss, auch von der Kartoffel (Grüne Stellen unbedingt vorher entfernen! Sie enthalten das giftige Solanin).

Zwischenmahlzeit

Als Dessert oder Zwischenmahlzeit am Nachmittag zeigt sich Rohkost von ihrer feinsten Seite. Knallrote Himbeeren leuchten auf cremigem Jogurt. Bananen zerschmelzen mit Sahne und Honig zu einer Creme gerührt. Milch schäumt frisch gemixt mit Erdbeeren auf. Oder es gibt auch mal ein Obstbrot. Das ist Graubrot bestrichen mit Butter und belegt mit dem entsprechendem klein geschnittenen Obst.

Kalte Hauptmahlzeit

Bei der kalten Hauptmahlzeit kann die Rohkost ihr Talent als Brotbelag zeigen. Oder es gibt etwas ganz Vornehmes: Nämlich „Rohkost auf italienisch". Das ist nichts anderes als klein geschnibbeltes Gemüse mit Dips und Crossini. Als Gemüse eignen sich die zarten Stengel von Staudensellerie, längs in Streifen geschnittene Möhren oder ebenso behandelte Gurken, Zucchini, Paprikaschoten verschiedener Farbe, außerdem Fenchel, Blumenkohlröschen, Radieschen.

Hier noch einige Tipps für Dips:

Basilikum-Dip

200 g Doppelrahm-Frischkäse
2 TL Zitronensaft
6 EL Schlagsahne
Jodsalz, Pfeffer
1 EL Honig
2 Bund Basilikum

Frischkäse mit Zitronensaft und Sahne glatt rühren. Mit Salz, Pfeffer, Honig abschmecken. Basilikum hacken und unterrühren.

■ Ganz einfach können Sie Dips herstellen, indem sie Magerquark mit etwas Milch glatt rühren oder einen Teil Jogurt zugeben. Die Creme wird nach Wunsch abgeschmeckt: mit Salz und Pfeffer, Tomatenmark, Paprika oder Kräutern.

■ Endgültig italienisch wird es, wenn Sie einfach die Zutaten für einen Dip auf den Tisch stellen (z. B. Olivenöl, Zitronensaft, Weinessig, Salz, Pfeffer, Jogurt, Senf usw.) und jeden selbst mischen lassen. Originaler geht's nicht.

Kinder mögen es, wenn ihr Essen lustige Namen hat. Deshalb hier ein Rezept für ein rohkostbetontes

„Abendgeknusper"

200 g Hüttenkäse
1 Bund Schnittlauch
1 kleine Salatgurke
Jodsalz, Pfeffer
4 Scheiben Knäckebrot

Gurke grob raspeln oder in kleine Stücke schneiden, Schnittlauch in Röllchen schneiden, Knäckebrot bröseln. Alles vorsichtig unter den Hüttenkäse mischen, salzen, pfeffern.

Das brauchen Sie für die schnelle Rohkost-Küche

■ eine vierseitige Rohkostreibe mit unterschiedlichen Reibflächen

■ ein kleines Messer mit einer geraden spitzen Klinge zum Putzen und Zerkleinern von Gemüse

■ einen Wetzstahl, um dieses (und die anderen Messer im Haushalt) zu schärfen

■ einen Sparschäler, z. B. für Möhren

■ ein großes Holzbrett

und wenn es ganz schnell gehen soll:

■ einen elektrischen Zerkleinerer – auch Blitzhacker genannt – mit dem z. B. Kräuter oder Nüsse schnell gehackt werden können.

2

Keine Angst vor kalter Küche

Muss man täglich warm essen? „Ja", hört man heute immer noch und kann sich damit unnötig das Leben schwer machen. Tatsächlich ist es so, dass warme Mahlzeiten für eine gesunde Ernährung zwar unverzichtbar sind. Denn einige wichtige Nahrungsmittel, wie z. B. Bohnen, enthalten im Rohzustand Giftstoffe und können so nicht ohne Schaden gegessen werden. Andere sind ungegart schlecht verdaulich. Oder sie erschließen ihren Reichtum an Nährstoffen erst vollständig, wenn sie erhitzt werden, wie z. B. die Kartoffeln. Und weil Abwechslung die beste Voraussetzung für eine gesunde Ernährung ist, sollten auch diese Nahrungsmittel im Speiseplan nicht fehlen, das heißt: Ohne warme Mahlzeiten geht es nicht.

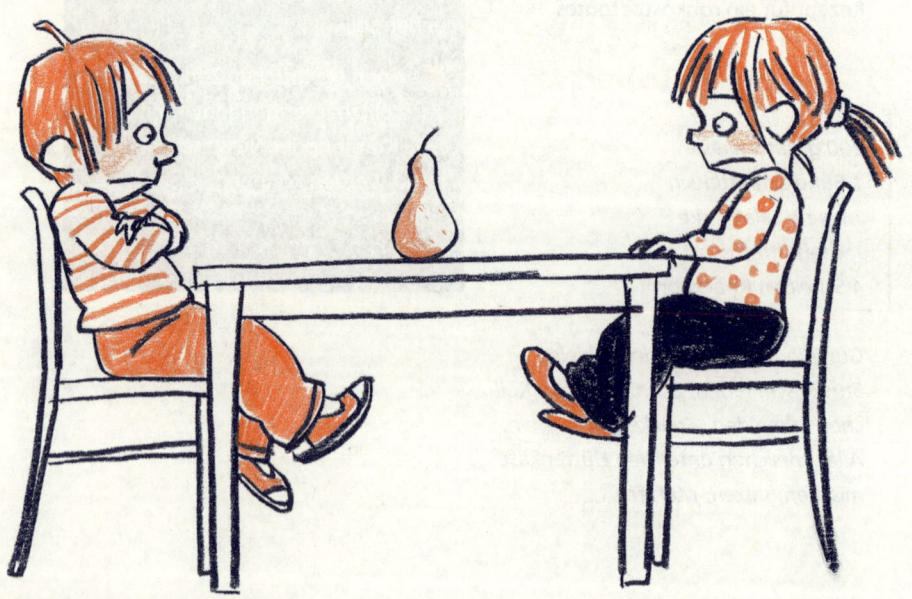

Aber: Es kann gar keine Rede davon sein, dass Sie Tag für Tag am Herd stehen müssen. Die Nährstoffbilanz muss nicht jeden Tag, sondern im Laufe einer Woche ausgeglichen sein. Es ist kaum möglich, sich Tag für Tag so zu ernähren, dass immer alle Nährstoffe in ausreichender Menge und optimaler Zusammensetzung aufgenommen werden. Mit anderen Worten: Wer im Sommer mal einen Salattag einschiebt, ruiniert weder seine Gesundheit noch die seiner Kinder, auch nicht, wenn immer wieder mal auf die warme Mahlzeit verzichtet wird. Außerdem: Ist das Nahrungsmittel erst einmal durch Erhitzen verdaulich gemacht, sind die Nährstoffe erst einmal erschlossen, dann ändert sich daran auch beim Erkalten nichts bis auf die Tatsache, dass bei allzu langem Aufbewahren Vitamine verloren gehen. Aber ein Kartoffelsalat angereichert mit frischem Gemüse, ein Salat aus weißen oder grünen Bohnen werden auch in der Vollwert-Ernährung empfohlen. Und schließlich ist ein schnell gemischter Salat allemal gesünder als ein warmes vorgefertigtes Essen aus der Dose.

Also keine Angst vor kalter Küche. Es gibt gerade für Leute mit wenig Zeit gute Gründe für kalte Gerichte.

1. Sie können – vollständig oder teilweise – gut vorbereitet und schnell zubereitet werden.

2. Häufig können die Kinder bei der Vorbereitung helfen. Das spart nicht nur Zeit. Gemeinsames Kochen schafft eine warme, gemütliche Atmosphäre, in der man nach einem „getrennten Tag" schnell wieder zusammen findet.

In unseren Rezepten geben wir Ihnen Anregungen für jeden Monat des Jahres. Hauptbestandteil ist meistens ein Nahrungsmittel, das im jeweiligen Monat Saison hat.

2

Wann es was gibt

Ganzjährig

Sauerkraut
Sprossen
Zuchtpilze

Januar

Feldsalat
Grünkohl
Pastinaken
Porree
Rosenkohl
Rotkohl
Schwarz-
wurzeln
Sellerie,
Knollen-
Steckrübe
Weißkohl
Wirsing
Wurzel-
petersilie

Februar

Feldsalat
Grünkohl
Löwenzahn
Pastinaken
Porree
Rosenkohl
Rotkohl
Schwarz-
wurzeln
Sellerie,
Knollen-
Steckrübe
Weißkohl
Wirsing
Wurzel-
petersilie

März

Brennessel
Feldsalat
Grünkohl
Löwenzahn
Pastinaken
Porree
Sauer-
ampfer
Wurzel-
petersilie

April

Brennessel
Löwenzahn
Sauer-
ampfer
Spargel
Spinat

Mai

Brennessel
Garten-
salate
Löwenzahn
Mangold
Radieschen
Rettich
Rübstiel
Spargel
Spinat
Weiße Rübe
Weißkohl
Wirsing
Zucchini
Zwiebeln

Juni

Blumenkohl
Bohnen,
dicke
Bohnen,
Garten-
Brennessel
Brokkoli
Erbsen
Garten-
salate
Kohlrabi
Mangold
Möhren
Porree
Radieschen
Rettich
Rübstiel
Spargel
Spinat
Weiße Rübe
Weißkohl
Wildpilze
Wirsing
Zucchini
Zwiebeln

Juli	August	September	Oktober	November	Dezember
			Blumenkohl		
			Brokkoli		
			Chinakohl		
			Endivien		
		Blumenkohl	Feldsalat		
		Bohnen, Garten-	Fenchel		
		Brokkoli	Garten-salate		
		Chinakohl	Gurken		
		Endivien	Kohlrabi		
		Feldsalat	Kürbis		
	Blumenkohl	Fenchel	Mais		
	Bohnen, dicke	Garten-salate	Möhren		
	Bohnen, Garten-	Gurken	Pastinaken		
	Brokkoli	Kohlrabi	Porree	Blumenkohl	
	Endivien	Kürbis	Radieschen	Brokkoli	
Blumenkohl	Erbsen	Mais	Rettich	Chinakohl	
Bohnen, dicke	Fenchel	Mangold	Rosenkohl	Endivien	
Bohnen, Garten-	Garten-salate	Möhren	Rote Bete	Feldsalat	
Brokkoli	Gurken	Porree	Rotkohl	Fenchel	
Endivien	Kohlrabi	Radieschen	Rübstiel	Kürbis	
Erbsen	Kürbis	Rettich	Schwarz-wurzeln	Möhren	
Garten-salate	Mais	Rosenkohl	Sellerie, Knollen-	Pastinaken	
Gurken	Mangold	Rote Bete	Sellerie, Stauden-	Porree	Feldsalat
Kohlrabi	Möhren	Rotkohl	Spinat	Rosenkohl	Grünkohl
Mangold	Porree	Sellerie, Knollen-	Steckrübe	Rote Bete	Pastinaken
Möhren	Radieschen	Sellerie, Stauden-	Tomaten	Rotkohl	Rosenkohl
Porree	Rettich	Spinat	Weiße Rübe	Rübstiel	Schwarz-wurzeln
Radieschen	Rotkohl	Steckrübe	Weißkohl	Schwarz-wurzeln	Schwarz-wurzeln
Rettich	Sellerie, Stauden-	Tomaten	Wildpilze	Sellerie, Knollen-	Sellerie, Knollen-
Rotkohl	Spinat	Weißkohl	Wirsing	Steckrübe	Steckrübe
Sellerie, Stauden-	Tomaten	Wildpilze	Wurzel-petersilie	Weiße Rübe	Weiße Rübe
Spinat	Wildpilze	Wurzel-petersilie	Zucchini	Weißkohl	Weißkohl
Tomaten	Zucchini	Zucchini	Zwiebeln	Wirsing	Wirsing
Wildpilze	Zwiebeln	Zwiebeln		Wurzel-petersilie	Wurzel-petersilie
Zucchini					
Zwiebeln					

2

Das besondere Küchengerät: Salatschleuder

Rezepte aus der „Kalten Küche" sind häufig Salatrezepte. Blattsalate müssen nach dem Waschen getrocknet werden, damit die Soße nicht verwässert. Das geht besonders schnell und gründlich mit einer Salatschleuder. Sie ist in jedem Haushaltswarengeschäft, aber auch in den Haushaltswarenabteilungen von Supermärkten für wenige Euro erhältlich.

Rezepte für das ganze Jahr

Wenn jeder Monat „sein„ Gemüse erhält, würde es insgesamt etwa dreieinhalb Jahre brauchen, bis wir das Repertoire unserer einheimischen Gemüsearten ausgeschöpft hätten. So sollen unsere 12 Beispiele dazu anregen, durch das Auskosten der unterschiedlichen Saisonzeiten von Gemüse (oder auch Obst) automatisch für Abwechslung und Vielfalt zu sorgen.

Vorab wollen wir jedoch eine Zubereitungsvariante vorstellen, die das ganze Jahr über Spaß macht:

Der bunte Teller

Er ist nicht so süß wie ein bunter Teller in der Weihnachtszeit. Aber frisch und vielfarbig, kann und sollte er aussehen. Aus welchen Zutaten Sie die bunte Palette zusammenstellen, bleibt Ihrer Phantasie und den Möglichkeiten Ihrer Vorratskammer überlassen. Hier einige Vorschläge, die nur als Beispiel dienen sollen.

Schneller bunter Teller

Weiß: *kleine Rettiche oder Sprossen, Pastinaken*
Rot: *Cocktailtomaten oder Radieschen*
Gelb: *hartgekochte halbe Eier oder Käsewürfel*
Grün: *dicke Scheiben von Salatgurke oder Paprikastreifen.*

Dazu Kräuterquark oder Dip, fertig ist das kalte Gemüse-Fondue.

Luxusversion: Geraspelte Möhren und Sellerie, gefüllte Tomaten.

Geraspelte Möhren

250 g Möhren
1 Ei
1 TL Senf
3 EL Öl

Möhren dünn schälen und raspeln. Das Ei hart kochen. Eigelb herauslösen und mit Senf, Salz und Pfeffer verrühren. Das Eiweiß würfeln und mit dem Eigelb mischen. Öl hinein rühren. Sauce mit den Möhren mischen.

Geraspelter Sellerie

1 kleine Sellerieknolle
2 EL Mayonnaise oder Schmand
1 Zitrone
1 TL Senf
Jodsalz, Pfeffer

Die Sellerieknolle schälen und raspeln. Eine Sauce aus Mayonnaise bzw. Schmand, dem Saft der Zitrone, Senf, Salz und Pfeffer rühren und unter den Sellerie heben.

Gefüllte Tomaten

4 Tomaten
1 Apfel
1 Zitrone
100 g Putenbrust
50 g Senfgurken
3 EL Jogurt
1 TL Senf
Jodsalz
frisch gemahlener schwarzer Pfeffer

Tomaten waschen, entdeckeln und aushöhlen. Apfel schälen, vierteln, entkernen, würfeln und mit etwas Zitronensaft beträufeln. Mit Putenbruststreifen und Senfgurkenwürfeln mischen. Aus Jogurt, Senf, etwas Salz und frisch gemahlenem schwarzen Pfeffer eine Sauce rühren und unter die Salatzutaten heben.
Die Tomaten damit füllen und den Deckel wieder aufsetzen.

Dieser „bunte Teller" kann zwar nicht als schnelle Küche bezeichnet werden. Es macht aber viel Spaß, ihn mit Kindern zuzubereiten, zum Beispiel, wenn Gäste kommen.

2

Januar

Feldsalat

Gäbe es unter den Salaten einen Wettbewerb für den schönsten Namen, der Feldsalat wäre mit Sicherheit der Sieger. Nicht mit diesem, seinem Arbeitsnamen natürlich, sondern mit den anderen, unter denen er bekannt ist. Rapunzel vor allem, oder Ritscherle, wie er in manchen Gegenden genannt wird. So vielfältig wie seine Namen sind die Möglichkeiten, ihn zuzubereiten.

Einfaches Rezept:

200 g Feldsalat
Salatsoße
(Grundrezept siehe Seite 49)

Die Salatblättchen an der Wurzel abschneiden. Schnell und gründlich waschen. Trocken schleudern und in der Marinade anmachen.

Komplette Mahlzeit: Feldsalat mit Erbsen und Roter Bete

300 g Rote Bete
250 g TK-Erbsen
2 Eier
200 g Feldsalat
1 EL Tomatenmark
1 TL Senf
100 g Crème fraîche
Jodsalz, frisch gemahlener Pfeffer
1 Prise Zucker

Rote Bete unter fließendem Wasser bürsten und in Salzwasser weichkochen (ca. 20 Min.). Abgekühlt schälen und würfeln. TK-Erbsen nach Vorschrift auftauen und garen. Eier in 8 Min. hart kochen. Feldsalat putzen, waschen und trocken schleudern. Eigelb mit der Gabel zerdrücken, mit Tomatenmark, Senf und Crème fraîche glatt rühren. Mit Salz, frisch gemahlenem Pfeffer und etwas Zucker abschmecken. Mit den Roten Beten und den Erbsen vermischen. Direkt vor dem Servieren den Feldsalat untermischen, da er schnell erschlafft. Wer's mag, kann das Weiße vom Ei klein gehackt über den Salat streuen.

Februar

Weißkohl

Weißkohl gibt es fast das ganze Jahr über aus heimischem Gemüseanbau. Die spät im Jahr geernteten Sorten sind 7 bis 8 Monate lagerfähig. 50 bis 60 Prozent der Weißkohlernte werden zu Sauerkraut verarbeitet. Aber der Weißkohl verdient es, als solcher geschätzt zu werden. Neben herrlichen Salatrezepten lässt er sich wunderbar zu Aufläufen und Gemüse verarbeiten. Immer größerer Beliebtheit erfreut sich der Spitzkohl, eine besondere Art des Weißkohls, der so aussieht wie er heißt.

Einfaches Rezept: Amerikanischer Krautsalat

300 g Weißkohl, fein geraspelt
100 g Möhren, fein geraspelt
2 EL Balsamico-Essig
2 EL Senf (Dijon-)
1 TL Kümmel
1 Msp. Pfeffer, schwarz

Weißkohl und Möhren gut mischen. Aus den übrigen Zutaten ein Dressing rühren und mit dem Gemüse mischen. Ca. 30 Min. ziehen lassen.

Komplette Mahlzeit: Weißkohlsalat mit Rosinen und Nüssen

400 g Weißkohl
200 ml Gemüsebrühe
100 g Zwiebeln
100 g Rosinen
50 g gehackte Nüsse
200 g Crème fraîche
2 EL Zitronensaft
Jodsalz
Pfeffer
1 TL Honig
evtl. Kräuter zum Verzieren

Weißkohl putzen und in sehr feine Streifen schneiden. Gemüsebrühe erhitzen und über den Weißkohl geben. 1/2 TL Jodsalz darüber streuen und mit den Händen gut durchkneten. Die Flüssigkeit abgießen. Mit der fein gehackten Zwiebel mischen. Rosinen und Nüsse zufügen. Crème fraîche, Zitronensaft, Jodsalz, Pfeffer und Honig glatt rühren und zum Salat geben. Gut vermischen und ggf. mit Kräutern bestreuen.

> **Tipp:** Im Herbst erfrischend und farbig mit blauen Weintrauben.

2

März

Porree

Porree gehört zur Familie der Zwiebelgewächse und ist auch unter den Namen Winter-, Küchen- oder Breitlauch und Welschzwiebel bekannt. Er ist ein sehr altes Kulturgemüse. Bei den Germanen galt er als Muntermacher, im alten Frankreich glaubte man, dass er zu mehr Mut verhilft. Wie der Spargel ist er dort weiß, wo er kein Licht bekommt, deshalb wird Lauch tief eingepflanzt oder angehäufelt. Porree eignet sich hervorragend zum Einfrieren. Hierzu werden die Stangen geputzt, in Ringe geschnitten und portionsweise eingefroren.

Einfaches Rezept: Apfel-Porree-Salat

200 g Porree, ohne hartes Grün
2 Äpfel
150 g Jogurt
4 - 6 TL Zitronensaft
etwas Zucker nach Geschmack

Den Porree putzen, gut waschen und in feine Scheiben schneiden. Die Äpfel waschen, evtl. schälen, grob raffeln. Jogurt und Zitronensaft miteinander verrühren, mit Zucker und gehackten Kräutern abschmecken. Porree und

Äpfel in die Soße geben, untermischen, nochmals abschmecken und durchziehen lassen.

Komplette Mahlzeit: Porree-Linsen-Salat

160 g Linsen, getrocknet
2 l Gemüsebrühe
200 g Möhren
400 g Porree
4 EL Weinessig
2 TL Senf
1 ½ EL Öl
Jodsalz
Pfeffer
Petersilie

Linsen in 2 Liter Gemüsebrühe ca. 30 bis 40 Min. garen. Während der letzten 10 Min. die klein gewürfelten Möhren zugeben. Dann abgießen und auskühlen lassen. Porree in sehr feine Ringe schneiden, mit den Linsen und Möhren mischen. Aus Weinessig, Senf, Öl, Gewürzen eine Sauce bereiten und mit dem Gemüse vermengen. Einige Zeit durchziehen lassen und zum Schluß mit Petersilie bestreuen. Dazu gibt es ein Käse-Vollkornbrötchen.

Tipp: Schneller geht's mit Linsen aus der Konserve.
Tipp: Lässt sich gut am Vorabend vorbereiten.

April

Radieschen

Ein Schattendasein als Dekoration führen die Radieschen meist in unserer Küche. Schade, denn sie sind – von der Suppe bis zum Brotbelag – sehr vielseitig verwendbar.

Einfaches Rezept: Radieschensalat

4 Bund Radieschen
3 EL Pflanzenöl
2 EL Essig
Jodsalz
1 TL fein gehackte Kräuter

Die Radieschen werden geputzt, gewaschen und fein gehobelt und mit einer Sauce aus Pflanzenöl, Essig, 1 Prise Jodsalz und fein gehackten Kräutern vermischt. 10 Min. ziehen lassen und nochmal abschmecken.

Bunter Radieschensalat

2 Bund Radieschen
1 Bund Frühlingszwiebeln
1 Apfel
150 g Schnittkäse
2 Eier, hart gekocht
2 TL Senf
Saft einer Zitrone
Jodsalz, Pfeffer, Zucker

Radieschen waschen und in Scheiben schneiden, Frühlingszwiebeln putzen und klein schneiden, Apfel vierteln, entkernen, in Stücke schneiden, den Käse in Streifen oder Würfelchen, die Eier achteln. Alles mischen. Jogurt, Senf, Zitronensaft miteinander verrühren, mit Salz, Pfeffer und Zucker abschmecken und zum Salat geben.

Komplette Mahlzeit: Radieschenkäse

2 Bund Radieschen
2 Gewürzgurken
250 g Hüttenkäse
Jodsalz, Pfeffer

Radieschen putzen, waschen und grob hacken. Gewürzgurken ebenfalls grob hacken. Beides unter den Hüttenkäse mischen. Mit Salz und Pfeffer abschmecken.

2

ERNÄHRUNGSINFOS UND REZEPTE

Mai

Eisbergsalat

Ein Kinderfavorit ist der knackige Eisbergsalat. Ab Mai gibt es ihn aus heimischen Gärten.

Einfaches Rezept:

1 Eisbergsalat
1 Becher Jogurt
Jodsalz, Pfeffer
1 TL Honig
frische Kräuter, wie Petersilie oder
Schnittlauch

Den Eisbergsalat waschen, grob schneiden und trocken schleudern. Aus Jogurt, Salz, Pfeffer und Honig eine Sauce zusammenrühren und darunter heben. Reichlich mit frisch gehackten Kräutern bestreuen.

Komplette Mahlzeit: Fruchtiger Eisbergsalat

1 Eisbergsalat
1 Apfel
1 Zitrone
3 zarte Stangen Staudensellerie
100 g Erdbeeren
1/2 grüne Paprikaschote
50 g Crème fraîche
50 g Jogurt
Jodsalz, Pfeffer
Zucker

Den Eisbergsalat waschen, grob schneiden und trocken schleudern. Apfel fein schneiden und mit etwas Zitronensaft beträufeln, damit er nicht braun wird. Staudensellerie und Paprikaschote in feine Streifen schneiden. Alle Zutaten einschließlich der Erdbeeren mit dem Eisbergsalat vermischen. Aus Crème fraîche und Jogurt, Salz, Pfeffer und Zucker eine Soße herstellen und unter die Zutaten heben.

Tipp: Gehaltvoller wird der Salat, wenn Sie noch einige Streifen Butterkäse oder etwas kaltes Huhn hinzufügen.

Juni

Kohlrabi

Kennen Sie „Coulorapa"? Das heißt „Stengelrübe" auf altrömisch, und diese Bezeichnung trifft es genau, denn beim Kohlrabi handelt es sich um einen knollig verdickten Stengel. Mittlerweile ist der Kohlrabi so deutsch geworden, dass sein Name in den englischen Sprachgebrauch übernommen wurde. Von Juni bis Oktober dauert die heimische Freilandsaison. Es gibt ihn in weiß, grün und violett, und er ist, wie Möhren, als „Knabberzeug" beliebt.

Kerniger Kohlrabisalat

4 Kohlrabi
3 EL Kräuter, gemischt
2 EL Pflanzenöl
3 EL Essig
1 TL Senf
1 Prise Zucker
je 1/2 TL Jodsalz und Pfeffer
3 EL Mineralwasser (mit Kohlensäure)
2 EL Sonnenblumenkerne

Kohlrabi waschen, putzen und in kleine Streifchen schneiden. Kräuter hacken und unter den Kohlrabi mischen. Aus Essig, Öl und Gewürzen eine Salatsoße mixen. Mit dem Mineralwasser aufgießen und über das Ge-müse geben. Die Sonnenblumenkerne in einer (beschichteten) Pfanne trocken rösten, etwas abkühlen lassen und ebenfalls unter den Salat heben. Mindestens 10 Min. durchziehen lassen.

Kohlrabisalat

4 Eier, hart gekocht
750 g Kohlrabi
2 Tabletts Kresse
4 EL Zitronensaft
6 EL Öl
2 TL Kräutersenf
1 EL Weißweinessig
Jodsalz, Pfeffer aus der Mühle
1 Prise Zucker
Muskatnuss (frisch gerieben)
4 Scheiben Vollkornbrot
3 Knoblauchzehen
30 g Butter

Gepellte Eier in Würfel schneiden. Kohlrabi schälen und grob raffeln. Kresse (Rest zum Garnieren lassen) mit den Eiern unter den Kohlrabi mischen. Aus Zitronensaft, Öl, Senf und Essig eine Soße rühren. Würzen und unter den Kohlrabi mischen. Brot klein würfeln. Knoblauch gepellt durch die Knoblauchpresse drücken und mit Butter in der Pfanne bei kleinster Hitze erhitzen. Die Brotwurfel zugeben, unter Wenden goldbraun rösten. Anschließend mit der restlichen Kresse auf den Salat geben.

2

Juli

Gurken

Jetzt gibt es Gurken aus einheimischem Anbau. Sie sind nicht nur gesünder, sie heben sich auch geschmacklich wohltuend von der Treibhausware ab. Früher war es üblich, sie zur besseren Verdaulichkeit zu salzen und auszupressen. Das ist überflüssig, wenn sie frisch verarbeitet werden. Salz schwemmt nur die Mineralstoffe weg, die ansonsten reichlich vorhanden sind. Gurken werden bei uns meist nur als Salat verarbeitet. Dabei haben sie viel mehr zu bieten. Deshalb hier zusätzlich zum Salatrezept eine Spezialität, die nach Urlaub schmeckt.

Einfaches Rezept: Gurkensalat

1 Salatgurke
1/2 Becher Jogurt
1 TL Zitronensaft
Jodsalz, Pfeffer, 1 Bund Dill
evtl. 1/2 Becher saure Sahne

Von der Salatgurke die Enden abschneiden. Dann die Gurke schälen und in feine Scheiben schneiden oder hobeln. Aus Jogurt, Zitronensaft, Salz und Pfeffer eine Marinade herstellen und unter die Gurke heben.

Mit reichlich frisch gehacktem Dill bestreuen. Machen Sie den Salat – gelegentlich einmal mit saurer Sahne an. Das ist zwar fettreicher, schmeckt aber ausgezeichnet.

Komplette Mahlzeit: Gaspacho (andalusische Gemüsesuppe)

1 Knoblauchzehe
2 EL Olivenöl
5 Tomaten
1 Zwiebel
1/2 TL Jodsalz, 1/4 TL Paprikapulver
1/4 TL frisch gemahlener Pfeffer
1 1/2 TL Essig
1/4 l kaltes Wasser
200 g Salatgurke
Eiswürfel

Zerdrücken Sie in einer großen Salatschüssel die Knoblauchzehe mit dem Holzlöffel und verrühren Sie sie mit dem Olivenöl zu einer Paste. Dazu kommen: die gewürfelten Tomaten, die fein gehackte Zwiebel, Salz, frisch gemahlener Pfeffer, Paprikapulver, Essig und kaltes Wasser. Eine halbe Stunde ruhen lassen. In dieser Zeit die Salatgurke schälen, entkernen und hacken. 10 Min. vor dem Servieren einrühren. Mit einigen Eiswürfeln und – falls die Suppe zu dick ist – mit etwas Wasser vollenden. Dazu wird Weißbrot gegessen.

August

Tomaten

Tomaten sind schon lange ein Gemüse, das es das ganze Jahr über gibt, möglich gemacht durch den Treibhausanbau. Mit dem Ergebnis, dass wir vergessen haben, wie aromatisch Tomaten schmecken können, wenn sie aus einheimischem Freilandanbau kommen. Ganz abgesehen davon, dass dann auch ihr Vitamin C-Gehalt entschieden höher ist. Von Juli bis Oktober ist Tomatenzeit!

Einfaches Rezept:

Tomaten schmecken sehr gut mit einer einfachen Salatsauce, in die eine Zwiebel fein gewürfelt wurde. Auch als Brotbelag, gewürzt mit etwas Salz, Pfeffer und Schnittlauch sind sie geeignet.

Tomaten mit Mozzarella und Basilikum

500 g Tomaten
1 Päckchen Mozzarella (125 g)
2 EL Balsamessig
3 EL Olivenöl
Jodsalz, Pfeffer
1 Bund oder Töpfchen Basilikum

Richten Sie auf einem Teller Scheiben von Mozzarella und Tomaten gefächert an. Träufeln Sie eine Sauce aus Balsamessig, Olivenöl, Salz und Pfeffer darüber. Und garnieren Sie das Ganze mit vielen Blättchen Basilikum. Unschlagbar in Aussehen und Geschmack.

Tomaten mit glatter Petersilie und Schafskäse

500 g Tomaten
1 EL Rotweinessig
Jodsalz, Pfeffer
3 EL Olivenöl
100 g Schafskäse
1 Bund glatte Petersilie
1 Bund Frühlingszwiebeln

Eine Variante, die ebenso schnell zubereitet ist, aber ganz anders schmeckt: Tomatenscheiben auf einem Teller aufschneiden. Salatsauce darüber geben, wobei statt des feinen Balsamessigs kräftig schmeckender Rotweinessig verwendet wird. Dünne Scheiben von Frühlingszwiebeln, Blättchen von glatter Petersilie und gekrümelter Schafskäse runden das leckere kleine Essen ab.

2

September

Kartoffeln

Dass Kartoffeln so gesund wie vielseitig und lecker sind, ist allgemein bekannt. Es gibt kaum ein Gewürz, eine Frucht oder ein Gemüse, mit denen sie nicht kombiniert werden könnten. Tomaten, geraspelte Gurken, Paprikastückchen, Erbsen und gekochte Eier passen beispielsweise ebensogut wie Matjesfilet oder durchwachsener Speck.

Kartoffelsalat

1 kg Kartoffeln
2 EL Weinessig
5 EL Pflanzenöl
Jodsalz, Pfeffer
1 Zwiebel
3 - 5 Gewürzgurken
oder:
1 Tasse heiße Gemüsebrühe
1 Apfel
2 EL Weinessig
3 EL Pflanzenöl, Jodsalz, Pfeffer

Kartoffeln kochen, pellen und in Scheiben schneiden. Mit einer Sauce aus Essig, Öl, Salz, Pfeffer, gewürfelter Zwiebel und Scheiben von Gewürzgurken vermischen.
Die andere Methode: Die Kartoffelscheiben mit der Gemüsebrühe übergießen, mit Apfelstückchen, Essig, Öl, gehackter Zwiebel, Salz und Pfeffer anmachen.

Tipp: Kartoffeln am Abend vorher (mit-) kochen.

Kartoffelsalat mit Putenbrust

600 g Kartoffeln
2 - 3 Stangen Staudensellerie
100 g geräucherte Putenbrust
100 g Champignons
2 EL Öl
2 EL Weißweinessig
Jodsalz, Pfeffer
1 Prise Kümmel
1 Zwiebel

Kartoffeln kochen, pellen und in Scheiben schneiden, Staudensellerie in feine Scheiben schneiden und dazugeben. Putenbrust in Streifen, Champignons in Scheiben schneiden und beides in 1 EL Öl ca. 5 Min. kräftig braten. Das restliche Öl und den Essig zusammen mit Salz, Pfeffer und einer Prise Kümmel erwärmen. Über den Salat geben, die Champignons und die Putenbrust dazugeben, durchmischen und 10 Min. ziehen lassen. Die Zwiebel fein hacken und darüber streuen. Noch einmal durchmischen.

Oktober

Chinakohl

Ernährungsphysiologisch ist er längst nicht so wertvoll wie andere Kohlsorten. Sagen die Experten. Immerhin räumen sie ein, dass er recht viel Vitamin C und Folsäure enthält. Außerdem bläht er kaum, ist lange lagerfähig (2 - 3 Monate bei 0 °C und nicht zu hoher Luftfeuchtigkeit, und selbst angeschnitten noch eine Woche im Gemüsefach) und schmeckt auch noch den Kindern. Was wollen Sie mehr!

Einfaches Rezept: Chinakohlsalat

1 kleiner Chinakohl
2 EL Öl
2 EL Weißweinessig
Jodsalz, gemahlener weißer Pfeffer
1 rote Paprikaschote
1/2 Bund Petersilie
2 hart gekochte Eier

Den Chinakohl in feine Streifen schneiden. Öl, Essig, Salz, frisch gemahlenen weißen Pfeffer zu einer Sauce verrühren und darunter heben. Paprikaschote putzen und würfeln, Petersilie fein hacken, hart gekochte Eier klein schneiden. Alles unter den Salat heben.

Komplette Mahlzeit: Chinakohlsalat mit Mungobohnensprossen

1 mittelgroßer Chinakohl (ca. 500 g)
1 reife Mango
50 g gehackte Walnüsse
150 g Mungobohnensprossen
1 kleines Stück frischen Ingwer
2 EL Sojasauce
2 EL Essig
6 EL Pflanzenöl
Jodsalz
frisch gemahlener schwarzer Pfeffer
1 Knoblauchzehe
2 Orangen

Chinakohl putzen, halbieren und in feine Streifen schneiden. Mango schälen und in dünne Scheiben schneiden. Gehackte Walnüsse in einer Pfanne ohne Fett rösten. Mungobohnensprossen abbrausen und abtropfen lassen. Alles zusammen in einer Schüssel vermischen. Ingwer schälen und darüber reiben. Aus Sojasauce, Essig, Pflanzenöl , Salz, Pfeffer, der durchgepressten Knoblauchzehe und dem Saft der 2 Orangen eine Salatsauce rühren. Über den Salat geben und ca. 1 Stunde ziehen lassen.

Tipp: An Stelle der Mango Apfel– oder Birnenspalten zufügen.

2

November

Möhren

Möhren, auch Karotten, Mohrrüben, Wurzeln oder Gelbe Rüben genannt, sind sehr gut lagerfähig und daher fast immer aus heimischem Anbau verfügbar. Erntezeit aus dem Freiland ist von Juni bis November. Beliebt sind sie bei Kindern roh zum Brot, aber auch verarbeitet in jeder Form.

Einfaches Rezept: Möhren-Apfel-Rohkost

1 kg Möhren
2 Äpfel
4 EL Zitronensaft
1 EL Zucker

Die Möhren waschen und schrappen oder schälen und je nach Geschmack grob oder fein reiben. Ebenso die Äpfel schälen und reiben. Beides gut mit dem Zucker mischen. Den Zitronensaft darüber geben und zugedeckt etwa eine halbe Stunde ziehen lassen.

Tipp: Hierzu passt ein kräftiges Käsebrötchen.

Komplette Mahlzeit: Möhren-Puffer

600 g Möhren
4 Eier
40 g Weizenvollkornmehl
Jodsalz
Pfeffer
2 EL Petersilie
20 g Öl zum Braten

Möhren putzen und raspeln. Mit den übrigen Zutaten mischen und im heißen Fett kleine Puffer ausbacken.

Tipp : Die Puffer schmecken warm und kalt, so dass Sie gleich ein Essen für 2 Tage daraus herstellen können. Am ersten Tag gibt es dazu ein Vollkornbrot mit Butter und einen Salat; am zweiten Tag Pellkartoffeln mit Quark.

Tipp : Ein Teil der Möhren kann gut durch Kartoffeln ersetzt werden.

Tipp : Nehmen Sie während der „Zucchini-Zeit" einmal diese anstelle der Möhren oder mischen beide. Eine köstliche Variante.

Dezember

Sauerkraut

Wohl dem, der das Sauerkraut erfunden hat. Er (oder sie?) hat uns mitten im kalten Winter mit einer Speise versorgt, die angenehm wärmt, oder, als Rohkost genossen, eine echte Vitaminbombe ist. Um auch den Kindern, die nicht so gern Saures mögen, das Kraut schmackhaft zu machen, hier einige Rezeptvorschläge, bei denen Obst für Frische und eine süße Note sorgt.

Einfaches Rezept: Süßer Sauerkrautsalat

400 g Sauerkraut
1 Banane
2 säuerliche Äpfel
2 EL Honig
evtl. einige Rosinen

Sauerkraut auseinander zupfen und zerkleinern. Banane schälen und in dünne Scheiben schneiden. Die Äpfel schälen und raspeln. Das Obst sofort unter das Sauerkraut mischen. Honig in etwas warmem Wasser auflösen und den Salat damit würzen. Wer mag, kann noch eine Handvoll Rosinen untermischen.

Komplette Mahlzeit: Apfel-Sauerkraut-Salat

350 g Sauerkraut
2 große, würzig-aromatische Äpfel
(ca. 400 g)
200 g gekochter Schinken
200 g Crème fraîche
1 EL gehackte Petersilie
2 EL fein gehackte Haselnüsse
Jodsalz, Pfeffer, Zucker

Sauerkraut abtropfen lassen und grob zerschneiden. Die Äpfel säubern, vierteln, entkernen und stifteln. Sofort unter das Sauerkraut mischen. Den Schinken in kurze Streifen schneiden und unterheben. Für die Marinade Crème fraîche mit Petersilie und Haselnüssen vermischen. Mit Salz, Pfeffer und Zucker abschmecken und unter die Salatzutaten heben. 30 Min. durchziehen lassen.

2

> **Tipp :** Auch andere Obstarten vertragen sich gut mit Sauerkraut. Variieren Sie diesen Salat einmal mit Clementinen oder Ananas.

Fast Food für Feinschmecker

Über fast nichts können Experten so schön streiten wie über Fast Food. Von heftiger Ablehnung bis zur Akzeptanz im Namen des Zeitgeistes reicht das Spektrum der Meinungen. Die einen belegen jeden mit dem Bannstrahl, der einen Hamburger-Tempel betritt. Die anderen verteidigen Salat und Orangensaft, die es dort schließlich ebenfalls gibt. Der kleine Snack aus dem Bio-Laden ist erlaubt. Die Dosen und Päckchen mit vorbereiteten Mahlzeiten in den Regalen der Supermärkte sollen besser stehen bleiben. Bei soviel widersprüchlichen Informationen schwanken die Verbraucher oft ratlos zwischen fix und fertig. Das muss nicht sein, meinen wir. Fast Food ist was Feines, wenn es in der eigenen Küche hergestellt wird. Es gibt Nahrungsmittel, die sich dazu hervorragend eignen, da sie im Nu zubereitet werden können. Hier sind einige Beispiele.

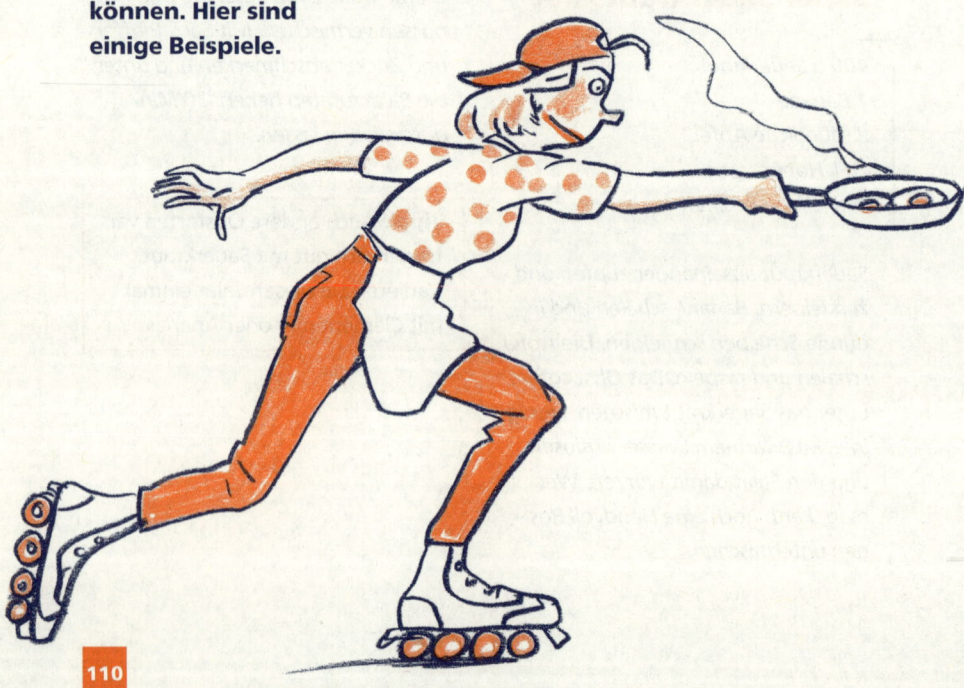

Schnelle Rezepte

Eier

Lange Zeit galten Eier als der Inbegriff gesunder Kost, weil sie hochwertiges Eiweiß, Vitamine und Mineralstoffe enthalten. Doch auch unerwünschte Inhaltsstoffe, wie Fett und Cholesterin, enthält das Ei. Deshalb wird heute empfohlen, nicht mehr als zwei Eier in der Woche zu essen und zwar aus artgerechter Tierhaltung, also von freilaufenden Hühnern. Gegen eine schnelle Eiermahlzeit von Zeit zu Zeit ist nichts einzuwenden.

Rührei mit Löwenzahn

6 - 8 Eier
etwas Mineralwasser
Jodsalz, Pfeffer
100 g Löwenzahn
(alternativ: Rucola)
3 EL Butter

Rührei herzustellen, ist kinderleicht: Pro Person werden 1 - 2 Eier geschlagen, mit einem Schuss Mineralwasser aufgelockert, mit Salz und Pfeffer gewürzt. Dann kommen sie in die Pfanne, wo bei mittlerer Hitze schon etwas Butter geschmolzen ist, und werden dort, wie der Name sagt, so lange zart hin und her gerührt, bis sie gestockt sind.

Wenn Sie es gern etwas schwieriger – und aparter – hätten, dann schicken Sie die Kinder zum Löwenzahn sammeln (kleine, zarte Blättchen), putzen diese sehr gründlich (waschen und trocken tupfen), schneiden sie klein und lassen sie in der Butter garen, bis sie zusammenfallen. Dann werden die gequirlten Eier dazugegeben, und weiter geht es wie oben beschrieben. Als Ersatz für Löwenzahn können Sie Rucola verwenden.

2

Champignons

Rundherum gesund sind Zuchtchampignons, die es das ganze Jahr über zu kaufen gibt. Sie enthalten viel Wasser und wenig Fett, sind also kalorienarm, enthalten außerdem hochwertiges Eiweiß, das vom Körper gut ausgenutzt werden kann. Das Beste jedoch: Der Champignon kann neben anderen Vitaminen mit Vitamin B_{12} aufwarten, das sonst nur in tierischen Lebensmitteln vorkommt. Und lecker ist er außerdem noch!

Champignonpfanne

500 g kleine Champignons
3 Knoblauchzehen
3 EL Olivenöl
1 Lorbeerblatt
1 Bund Petersilie

Die Champignons abbrausen (größere müssen halbiert oder geviertelt werden). Knoblauchzehen schälen. Olivenöl erhitzen. Die Pilze darin mit den Knoblauchzehen und dem Lorbeerblatt ca. 10 Min. kräftig braten, bis die Flüssigkeit verdampft ist. Gelegentlich umrühren. Mit Petersilie bestreuen und zu Vollkornbrot servieren.

Quark und Jogurt

Dass Kinder Milchprodukte brauchen, das wußten schon unsere Großmütter. Wir wissen heute auch warum: Zum hochwertigen Eiweiß kommen wichtige Vitamine aus der B-Gruppe und vor allem Calcium für den Aufbau von Knochen und Zähnen. Mit anderen Worten: Quark macht stark und Jogurt ist die Speise der 100-Jährigen. Gemeinsam sind sie unschlagbar!

Zaziki

250 g Magerquark
125 g Jogurt (Fettgehalt 3,5 %)
1 Salatgurke
Jodsalz, Pfeffer
1 Knoblauchzehe
1 EL Dillspitzen

Magerquark und Jogurt verrühren. Gurke schälen und hineinraspeln. Mit Salz, Pfeffer und einer zerdrückten Knoblauchzehe würzen. Die Dillspitzen unterziehen. Dazu passen Pellkartoffeln.

Gesund durch die Woche

Vielfalt ist der beste Koch. So lecker Nudeln auch schmecken – wenn sie jeden Tag auf den Tisch kommen, wird es doch ein bißchen einseitig. In unseren Rezept-Vorschlägen für eine Woche spielt jeden Tag ein anderes Nahrungsmittel die tragende Rolle. Und auch die anderen Zutaten sind möglichst abwechslungsreich.

Montag ist Reis-Tag

Ein **Reistopf** braucht nur etwas Vorbereitung, dann köchelt er ganz alleine vor sich hin.

Reistopf

1 Zwiebel
1 Knoblauchzehe
2 EL Öl
1 1/2 große Tasse Reis (oder Hirse)
3 große Tassen heiße Gemüsebrühe
2 Stangen Lauch
250 g Tomaten
2 EL Crème fraîche
frisch gemahlener Pfeffer
2 El klein gehackte Petersilie

Zwiebel und Knoblauchzehe fein würfeln und im Öl glasig braten. Reis dazu geben. Kurz mitbraten lassen und mit der doppelten Menge heißer Gemüsebrühe ablöschen. Aufkochen lassen und auf kleine Hitze zurückschalten. Lauch putzen, waschen, in Ringe schneiden. Tomaten enthäuten (geht sehr schnell, wenn die Tomaten mit kochendem Wasser übergossen werden). Beides nach 10 Min. zu dem Reis geben und unterrühren. Zusammen noch ca. 15 Min. köcheln lassen. Crème fraîche unterziehen und mit frisch gemahlenem Pfeffer abschmecken. Klein gehackte Petersilie überstreuen. Statt Reis können Sie auch einmal die gleiche Menge Hirse verwenden. Das Gericht wird dann genauso zubereitet.

2

Dienstag ist Nudel-Tag

Wenn es Nudeln gibt, müssen Kinder nicht zweimal aufgefordert werden zuzugreifen. Vor allem dann nicht, wenn die Nudeln Spaghetti heißen.

Spaghetti mit Zucchini

3 mittelgroße Zucchini
4 EL Öl
Jodsalz, Pfeffer
300 g Vollkorn-Spaghetti
1 Bund oder Töpfchen Basilikum
200 g Greyerzer oder Parmesan

Spaghetti mit Zucchini ist ein sehr einfaches Gericht. Dafür werden zunächst die Zucchini in dünne Scheiben geschnitten und 8 Min. bei starker Hitze in 2 EL Öl gebraten. Mit Salz und Pfeffer würzen. Vollkorn-Spaghetti in reichlich Salzwasser nach Anweisung kochen. Nach Belieben Basilikumblätter fein hacken. Die Spaghetti abgetropft mit den Zucchini, 2 weiteren EL Öl und dem Basilikum vermischen. Mit Pfeffer würzen und frisch geriebenen Greyerzer oder Parmesan dazu reichen.

Mittwoch ist Fisch-Tag

Fisch ist sehr schnell gar. Wenn er mit einem ebenfalls schnell garenden Gemüse kombiniert wird, steht das Gericht in gut 20 Min. auf dem Tisch, z. B. als Rotbarsch-Gemüse-Pfanne. Die Pellkartoffeln, die dazugehören, werden zuerst aufgesetzt und sind in dieser Zeit ebenfalls gar.

Rotbarsch-Gemüse-Pfanne

1 Salatgurke
1 rote Paprikaschote
1 Zwiebel
1 EL Butter oder Margarine
20 g Vollkornmehl
1/4 l Gemüsebrühe
4 EL Crème fraîche
400 g Rotbarschfilet
Jodsalz
Pfeffer
1 Zitrone
1 Bund Schnittlauch

Die Salatgurke schälen, halbieren, mit einem Löffel entkernen und in Streifen schneiden. Die Paprikaschote waschen, entkernen und würfeln, die Zwiebel schälen und würfeln. Alles in Butter oder Margarine 6 Min. dünsten. Vollkornmehl darüber stäuben, kurz anschwitzen lassen. Mit Gemüsebrühe ablöschen. Crème fraîche unterrühren und weitere 6 Min. köcheln lassen. Rotbarschfilet waschen, würfeln und mit Salz, Pfeffer und Zitronensaft würzen. Zum Gemüse geben und zugedeckt noch einmal 6 Min. garen. Schnittlauch darüber schneiden.

Donnerstag ist Getreide-Tag

Nicht jedes Getreide braucht stundenlang zum Einweichen und Garen. **Buchweizen** zum Beispiel muss überhaupt nicht eingeweicht werden und ist schon in 15 Minuten gar. Dann sollte er noch 5 Minuten nachquellen. Hier wird er zu einem **Auflauf** verarbeitet, was auch nicht viel länger dauert.

Zwiebel in Olivenöl andünsten. Möhre, Sellerie und Porree putzen, würfeln und dazugeben. Gewaschenen Buchweizen in dem Öl mit anschwitzen. Mit Curry, Muskatnuss, Salz und Lorbeerblatt würzen und mit Gemüsebrühe aufgießen. 10 Min. köcheln lassen. Tiefkühl-Erbsen und Schmand unterheben. Eine Auflaufform buttern und abwechselnd eine Schicht der Buchweizenmasse und eine Schicht geriebenen Gouda einfüllen. Den Vorgang wiederholen. 10 Min. im vorgeheizten Backofen überbacken. Zum Schluss kurz unter den Grill schieben, um den Auflauf zu bräunen.

2

Buchweizenauflauf

1 Zwiebel
2 EL Olivenöl
1 Möhre
1 Stück Sellerie
1 Stange Porree
100 g Buchweizen
Curry, Muskatnuss
Jodsalz
1 Lorbeerblatt
1/4 l Gemüsebrühe
1 Paket TK-Erbsen (300 g)
100 ml Schmand
100 g Gouda

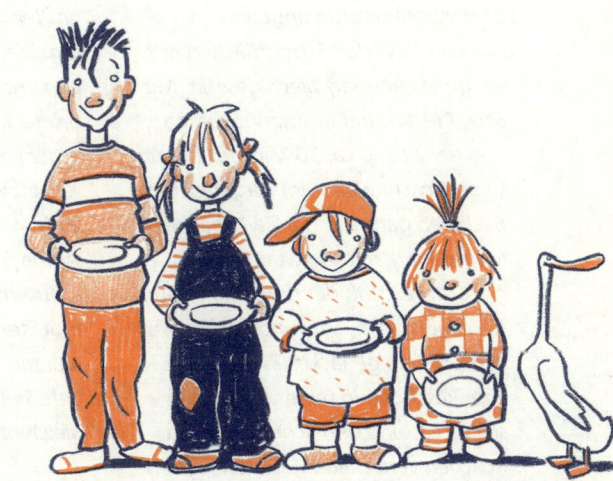

Freitag ist Kartoffel-Tag

Kartoffelgerichte gibt es in unendlich vielen Variationen. Einfach zuzubereiten sind Blechkartoffeln mit Quark.

Blechkartoffeln mit Quark

1 kg neue Kartoffeln
Jodsalz, Pfeffer
Rosmarin
250 g Magerquark
1 Becher Vollmilch-Jogurt (150 g)
3 EL Milch
1 Knoblauchzehe
1 Zwiebel
1 rote Paprikaschote
1 Bund Schnittlauch

Die Kartoffeln werden unter fließendem Wasser kräftig abgebürstet, halbiert und mit den Schnittflächen auf ein gefettetes Backblech gesetzt. Mit Salz, Pfeffer und Rosmarin würzen und bei 225 °C ca. 50 Min. auf der unteren Einschubleiste im vorgeheizten Backofen garen. In der Zwischenzeit Magerquark mit Jogurt und Milch glatt rühren. Mit der durchgepressten Knoblauchzehe, Salz und Pfeffer würzen. Die fein gehackte Zwiebel, die Paprikaschote, in feine Würfel geschnitten, und den Schnittlauch zu Röllchen verarbeitet darunter rühren.

Samstag ist Gemüse-Tag

Ein gutes Gericht für kalte Wintertage ist das

Rosenkohl-Ragout

1 kg Rosenkohl
1 kg Kartoffeln
100 g geräucherter Speck
2 Zwiebeln
400 ml Gemüsebrühe
Jodsalz, Pfeffer
1 Becher Vollmilch-Jogurt (150 g)
2 EL gehackten Kräutern
1 Knoblauchzehe

Der Rosenkohl wird geputzt und gewaschen. Die Kartoffeln werden geschält und grob gewürfelt. Geräucherten Speck fein würfeln und in einem großen Topf bei kleiner Hitze auslassen. Die gewürfelten Zwiebeln zugeben und goldgelb braten. Mit Gemüsebrühe aufgießen. Kartoffelwürfel und Rosenkohl dazugeben und bei mittlerer Hitze und geschlossenem Deckel in 25 Min. garen. Mit Salz und Pfeffer abschmecken. Jogurt mit gehackten Kräutern vermischen, mit der zerdrückten Knoblauchzehe und Pfeffer würzen. Das Gemüseragout auf tiefe Teller geben und den Jogurt gleichmäßig darauf verteilen.

Sonntag ist Fleisch-Tag

Fragt man Kinder nach ihrem Lieblingsfleisch, so werden sie mit großer Wahrscheinlichkeit Hähnchen sagen. Sonntags gibt es deshalb

Hähnchenbrustfilets mit Möhrensauce

3 mittelgroße Möhren
1/8 l Geflügelbrühe (Instant)
100 ml Sahne
1 TL Speisestärke
Jodsalz, Pfeffer
4 Hähnchenbrüste
1 Päckchen Kresse

Die Möhren werden geschält, in Scheiben geschnitten und in Geflügelbrühe in ca. 20 Min. gegart. Mit dem Schneidestab des Handmixers pürieren oder durch ein Passiergerät drehen. Sahne dazugeben, aufkochen lassen, mit Speisestärke binden und mit Salz und Pfeffer würzen. Die Hähnchenbrüste salzen, pfeffern und in Butterschmalz von beiden Seiten in je 3 Min. goldbraun braten. In der zugedeckten Pfanne 10 Min. beiseite stellen und nachgaren lassen, sie sind dann genau richtig. Das Fleisch zusammen mit der Sauce anrichten, mit Kresse bestreuen. Dazu gibt es Nudeln. Vorweg einen Salat. Die Möhrensauce kann natürlich auch ohne Fleisch zu Nudeln oder Kartoffeln serviert werden.

Die vorgestellten Rezepte sind als Anregung gedacht. Probieren Sie sie zunächst einmal in Ruhe aus. Aber halten Sie sich nicht sklavisch an die Zutaten. Im Gegenteil: Je mehr sie variieren und experimentieren, desto besser. Nehmen Sie je nach Jahreszeit einmal andere Gemüse. Unser Saisonkalender im Kapitel „Keine Angst vor kalter Küche" wird Ihnen weitere Anregungen geben.

Ersetzen Sie einzelne Zutaten, z. B. Kräuter, durch andere, die Sie gerade im Haus haben. Schon bald werden Sie immer sicherer in der Kunst der Improvisation. Und dadurch bekommen Sie nicht nur Ihre Zeit in den Griff. Sie werden auch feststellen, dass es Spaß machen und entspannend sein kann, nach der Arbeit in der Küche zu werkeln.

2

Register
der Rezepte

2

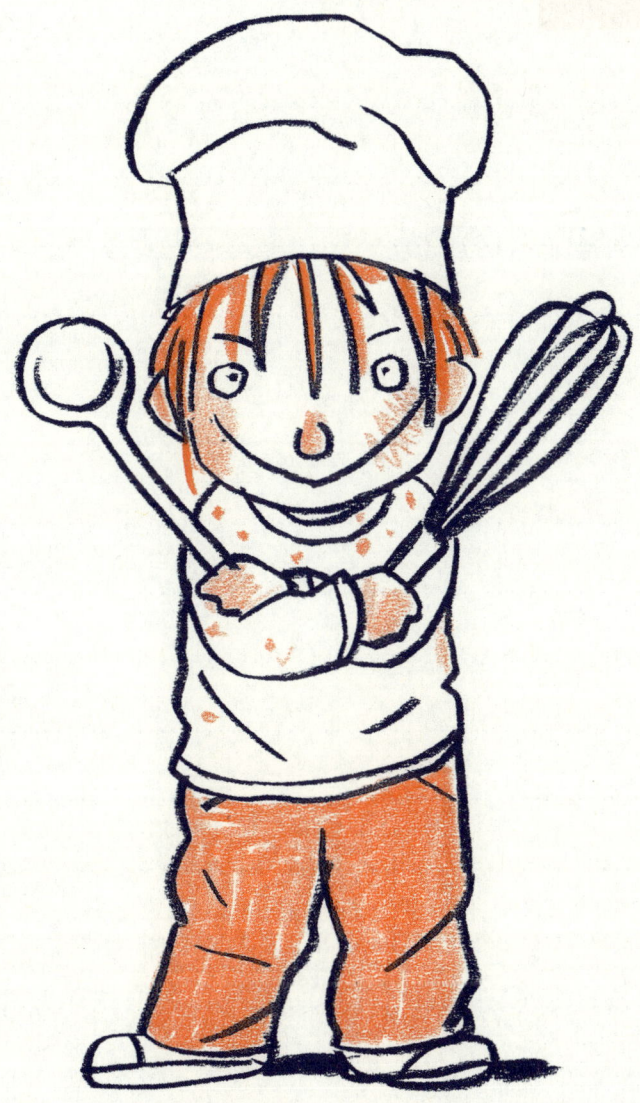

Raum für Ihre Notizen

....

....

....

....

....

....

....

....

....

....

....

....

....

....

....

....

....

···

···

···

···

···

···

···

···

···

···

···

···

···

···

···

···

···

**Raum für
Ihre
Notizen**

....

....

....

....

....

....

....

....

....

....

....

....

....

....

....

....

....

Ketchup, BigMac Gummibärchen

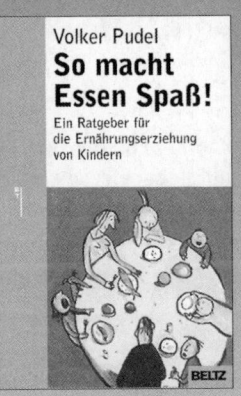

Volker Pudel

So macht Essen Spaß!

Ein Ratgeber für die Ernährungserziehung von Kindern

Eltern tragen hinsichtlich des Essverhaltens ihrer Kinder eine besondere Verantwortung.

Denn wie Kinder essen lernen, werden sie voraussichtlich ihr ganzes Leben lang essen. Im Kindes- und Jugendalter verfestigen sich Verhaltensmuster, später wird bestenfalls eine neue Speise ausprobiert, doch die Einstellungen und Grundmuster werden in den ersten Jahren geprägt. Der Ernährungsspezialist Volker Pudel unternimmt in diesem Buch eine unterhaltsame Exkursion in den Kosmos kindgerechter Ernährung, ohne dabei die brisanten Themen Fast Food und Süßigkeiten oder auch die mannigfaltigen Essprobleme von Kindern, Jugendlichen und Erwachsenen auszusparen. Statt starrer Regeln fordert er flexible Grenzen – entscheidend für eine vollwertige Ernährung sind vor allem die Kombination und Menge der konsumierten Nahrungsmittel.

Am Ende des Buches können Eltern zusammen mit Kindern anhand von über 60 Nährstoffschlüsseln vom BigMac bis zum Vollkornbrot gemeinsam den Nährwertgehalt einzelner Lebensmittel überprüfen und ausgewogene Mahlzeiten zusammenstellen.

Volker Pudel
So macht Essen Spaß!
Ein Ratgeber für die Ernährungserziehung von Kindern
Mit Illustrationen von Jutta Bauer
Beltz Taschenbuch 846
168 Seiten, vierfarbig
ISBN 3 407 22846 5

BELTZ Taschenbuch

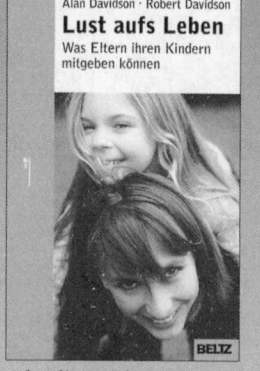

Sieben Wege zum Glück

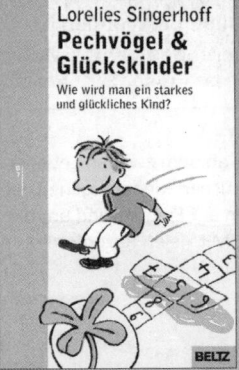

Lorelies Singerhoff
**Pechvögel &
Glückskinder**
Wie wird man ein starkes
und glückliches Kind?

Sind Glück oder Pech im Leben vom Schicksal bestimmt? Nein, lautet das Fazit in diesem Buch. Man kann jedes Kind zum Glückskind erziehen!
Und auch jeder Erwachsene kann seinem Leben – oft gemeinsam mit dem Kind – eine beglückende Richtung geben.

Anhand der Märchen *»Der Teufel mit den drei goldenen Haaren«* und *»Hans im Glück«*, an einer Gegenüberstellung des Pechvogels *Donald Duck* und seines Vetters *Gustv Gans*, der ein wahrer Glückspilz ist, aber auch an vielen Beispielen aus dem Alltag erläutert Lorelies Singerhoff, welche Eigenschaften Glückskinder auszeichnen: Selbstvertrauen, Mut, sich schwierigen Situationen und Herausforderungen zu stellen, Neugier. Und sie gibt vielfältige Anregungen, wie wir diese Eigenschaften bei unseren Kindern fördern können: indem wir ihnen Vertrauen schenken, ihnen Freiraum für ihre Erfahrungen einräumen, sie fordern, ohne zu überfordern, und ihnen unsere Zuversicht vermitteln, dass sie die an sie gestellten Aufgaben meistern werden.

Lorelies Singerhoff
Pechvögel und Glückskinder
Wie wird man ein starkes und glückliches Kind?
Beltz Taschenbuch 831
134 Seiten
ISBN 3 407 22831 7

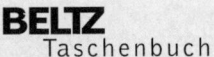

BELTZ
Taschenbuch

Ratgeber der Verbraucherzentralen

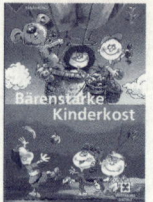
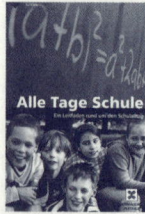
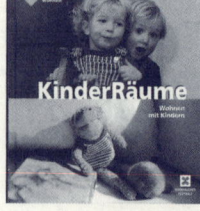